T0207853

essentials

essentials liefern aktuelles Wissen in konzentrierter Form. Die Essenz dessen, worauf es als „State-of-the-Art" in der gegenwärtigen Fachdiskussion oder in der Praxis ankommt. *essentials* informieren schnell, unkompliziert und verständlich

- als Einführung in ein aktuelles Thema aus Ihrem Fachgebiet
- als Einstieg in ein für Sie noch unbekanntes Themenfeld
- als Einblick, um zum Thema mitreden zu können

Die Bücher in elektronischer und gedruckter Form bringen das Fachwissen von Springerautor*innen kompakt zur Darstellung. Sie sind besonders für die Nutzung als eBook auf Tablet-PCs, eBook-Readern und Smartphones geeignet. *essentials* sind Wissensbausteine aus den Wirtschafts-, Sozial- und Geisteswissenschaften, aus Technik und Naturwissenschaften sowie aus Medizin, Psychologie und Gesundheitsberufen. Von renommierten Autor*innen aller Springer-Verlagsmarken.

Weitere Bände in der Reihe https://link.springer.com/bookseries/13088

Heiko Herwald

Agenda 2030 – Bildung

Wertevermittlung und
Werteorientierung

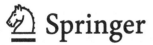 Springer

Heiko Herwald
Lund, Schweden

ISSN 2197-6708   ISSN 2197-6716   (electronic)
essentials
ISBN 978-3-662-64844-5   ISBN 978-3-662-64845-2   (eBook)
https://doi.org/10.1007/978-3-662-64845-2

Die Deutsche Nationalbibliothek verzeichnet diese Publikation in der Deutschen Nationalbiblio-
grafie; detaillierte bibliografische Daten sind im Internet über http://dnb.d-nb.de abrufbar.

Planung/Lektorat: Hinrich Kuester
Springer ist ein Imprint der eingetragenen Gesellschaft Springer-Verlag GmbH, DE und ist ein Teil
von Springer Nature.
Die Anschrift der Gesellschaft ist: Heidelberger Platz 3, 14197 Berlin, Germany

Was Sie in diesem *essential* finden können

- Hintergründe zur Entstehung der *Agenda 2030*
- Das Ziel der *Agenda 2030: „Lass niemanden zurück"*
- Wieso das humboldtsche Bildungsmodel für die *Agenda 2030* wichtig ist

Danksagung

Ich möchte mich ganz herzlich bei Hildegard Herwald für die Diskussionen und konstruktiven Anregungen bedanken.

Inhaltsverzeichnis

Prolog

Auf der Oberfläche des Planeten herrschen klimatische Verhältnisse die furchtbar sind. Ihnen einem Teil der Bevölkerung auszusetzen, ist undenkbar in einer hoch entwickelten Kultur.

Spock[1]

Science-Fiction Bücher und Filme haben schon immer viele Menschen in ihren Bann gezogen. So auch die Serie *Raumschiff Enterprise,* die zu Beginn der 1970er Jahre erstmals im deutschen Fernsehen ausgestrahlt wurde. Jede Folge beginnt wie folgt: *„Der Weltraum, unendliche Weiten. Wir schreiben das Jahr 2200. Dies sind die Abenteuer des Raumschiffs Enterprise, das mit seiner 400 Mann starken Besatzung 5 Jahre unterwegs ist, um fremde Galaxien zu erforschen, neues Leben und neue Zivilisationen. Viele Lichtjahre von der Erde entfernt dringt die Enterprise in Galaxien vor, die nie ein Mensch zuvor gesehen hat. "*

In der Folge mit Logbucheintrag *Sternzeit 5818,4,* sollen Captain Kirk und seine Crew vom Planeten Ardana ein Mittel zur Bekämpfung einer Pflanzenseuche abholen. Auf Ardana stoßen sie auf eine Zweiklassengesellschaft. Während die intellektuelle Elite ein Leben im Luxus auf Stratos, einer Wolkenstadt, führt, müssen die Troglyten aufgrund ihrer geringeren Intelligenz ihr Leben unter erbärmlichen Umständen auf der verseuchten Planetenoberfläche fristen. Dort sind sie für die Versorgung von Stratos verantwortlich. Schnell wird klar, dass die Troglyten weder eine Chance haben, sich ihrer Unterdrückung zu widersetzen noch ihre Lebensbedingungen zu verbessern.

Schon zu Beginn der Folge wird dem Zuschauer bewusst, dass es sich keineswegs nur um ein *„neues Leben und neue Zivilisationen "* handelt, mit der Captain

---

[1] Raumschiff Enterprise: Die Wolkenstadt.

© Der/die Autor(en), exklusiv lizenziert durch Springer-Verlag GmbH, DE, ein Teil von Springer Nature 2022
H. Herwald, *Agenda 2030 – Bildung,* essentials,
https://doi.org/10.1007/978-3-662-64845-2_1

Kirk und sein Commander Spock auf Ardana konfrontiert werden. Es geht auch um eine Auseinandersetzung mit der damaligen gesellschaftlichen Situation auf unserem Planeten. Diese ist auch heute noch so aktuell wie in den 1970er Jahren. Captain Kirk und Spock müssen erleben, dass auf Ardana ein geringerer Bildungsgrad mit einem sozialen Abstieg einhergeht. Sollte man denken, dass die intellektuelle Elite auf Stratos sich dessen bewusst ist und versucht, ein System zu erschaffen, dass für alle gleiche Voraussetzungen bietet, hat man weit gefehlt. Denn trotz aller ethischen Prinzipien, die ein friedliches, aber auch ein Leben im Luxus auf Stratos erlauben, sind deren Bewohner nicht gewillt, gesellschaftliche Reformen herbeizuführen, die für alle Mitbewohner auf Ardana faire Voraussetzungen schaffen, um ein gleichwertiger Teil der Gesellschaft zu werden.

Die Raumschiff Enterprise Folge macht deutlich, dass Bildung allein nicht ausreicht, um soziale wie auch gesellschaftliche Ungerechtigkeiten abzubauen. Diese Problematik hat in den letzten 50 Jahren nicht an Brisanz verloren. Auch heute noch gibt es fast nahezu in jedem Land bildungsbedingte soziale Unterschiede, die dazu führen, dass Menschen der Weg in eine Gesellschaft mit gleichen Chancen für alle verwehrt ist. So findet man in vielen Staaten eine sogenannte „intellektuelle Schicht", die ein starkes Interesse hat, soziale Unterschiede aufrecht zu erhalten, um die eigenen Machtstrukturen zu stärken und ein Leben im Wohlstand sichern zu können.

Auf internationaler Ebene sieht die Situation nicht viel besser aus. Mit dem Aufkommen einer global vernetzten Welt, entstanden neue Abhängigkeiten. Diese haben es wirtschaftlich starken Ländern ermöglicht, ihren Wohlstand auf Kosten von weniger entwickelten Ländern zu vermehren. Der hohe Lebensstandard reicher Länder hat jedoch seinen Preis, da im Augenblick mehr Ressourcen verbraucht werden, als die Erde zur Verfügung stellen kann. Die negativen Folgen, wie Umweltzerstörung, Klimawandel und Artensterben, sind offensichtlich. Weil die reichen Länder zurzeit kaum bereit sind, ihr Konsumverhalten einzuschränken, müssen hier die ärmeren Staaten einen hohen Preis zahlen. Deutschland gehört zu den wohlhabenderen Ländern und hat ein relativ hohes Bildungsniveau. Trotz dieser Voraussetzungen ist es der Bundesregierung nicht gelungen, in der Bevölkerung eine generelle Bereitschaft für ein nachhaltiges Handeln zu entwickeln, die sowohl in Deutschland als auch weltweit zu mehr Gerechtigkeit und Chancengleichheit führen kann. Stattdessen trägt Deutschland erheblich dazu bei, dass ein weiterer Raubbau an der Natur stattfindet. Maßnahmen, die dem entgegenwirken könnten, sind dringend notwendig, da ansonsten die bereits entstandenen Schäden nicht mehr rückgängig zu machen sind.

Die Raumschiff Enterprise Folge macht deutlich, dass Bildungskonzepte, die keinen ganzheitlichen Ansatz haben, nicht ausreichen. Denn nur wenn es einer

Gesellschaft gelingt, einen Bildungsauftrag mit einem Nachhaltigkeitsgedanken zu verbinden, kann eine Bereitschaft für notwendige Veränderungen in der Politik wie auch in der Bevölkerung für längst erforderliche Veränderungen durchgesetzt werden. Ganzheitliche Bildungskonzepte sind daher ein wichtiger Bestandteil der *Agenda 2030*.

Das Jahr 2015   **2**

Das Wohl von Vielen, es wiegt schwerer als das Wohl von Wenigen oder eines Einzelnen.
Spock[1]

Ob in zukünftigen Geschichtsbüchern das Jahr 2015 als Wendepunkt zu einer nachhaltig agierenden Weltgemeinschaft eingehen wird, lässt sich heute noch nicht vorhersagen. Der erste Eindruck deutet jedoch nicht darauf hin. Das Jahr war überschattet von Terrorattacken. Es begann in Paris mit dem Anschlag auf das Büro der französischen Satirezeitschrift Charlie Hebdo und auf einen nahegelegenen Supermarkt. Diesem Attentat fielen am 7. Januar 12 Menschen zum Opfer. Einen Tag später richtete die islamistische Terrorgruppe Boko Haram in der nigerianischen Stadt Baga ein Massaker an, bei dem hunderte Menschen getötet wurden. Unvergessen sind auch die schrecklichen Bilder vom 13. November in Paris, die sich bei dem und nach dem Fußball-Freundschaftsspiel zwischen Frankreich und Deutschland in unser Gedächtnis eingebrannt haben. Während des Spiels waren zwei gewaltige Detonationen zu hören. Zwar wurde niemand im Stadion verletzt, aber welche grausamen und menschenverachtenden Ereignisse sich an diesem Abend außerhalb des Stadiums in Paris abspielten, lassen sich mit Worten kaum beschreiben. Islamistische Terroristen stürmten eine Konzerthalle, verschiedene Bars und Restaurants in Paris und Umgebung und richteten ein fürchterliches Blutbad an. Die traurige Bilanz sind 130 Tote und mehrere hunderte zum Teil schwerstverletzte Menschen. Diese und andere Terrorattacken haben ihre Spuren hinterlassen und dazu beigetragen, dass religiös motivierte Attentate zu einem wesentlichen Bestandteil des 21. Jhd. geworden sind.

---

[1] Raumschiff Enterprise: Der Zorn des Khan.

© Der/die Autor(en), exklusiv lizenziert durch Springer-Verlag GmbH, DE, ein Teil von Springer Nature 2022
H. Herwald, *Agenda 2030 – Bildung,* essentials,
https://doi.org/10.1007/978-3-662-64845-2_2   5

Das Jahr stand zudem auch im Zeichen der Flüchtlingskrise. Sie erreichte ihren Höhepunkt im Herbst 2015. Insgesamt suchten über 2 Mio. Menschen, viele aus Bürgerkriegs- und Krisengebieten wie Syrien, Afghanistan und Iran, in Europa Asyl. Mehr als eine Million Flüchtlinge sollten in Deutschland ein neues Zuhause finden. Anfangs war die Bereitschaft in der Bevölkerung noch sehr groß und es gab in ganz Deutschland eine Vielzahl von Willkommens- und Solidaritätsinitiativen. Doch die Euphorie verlosch schon bald und Angela Merkels (geb. 1954) Ausspruch vom August 2015 *„Wir schaffen das"*, war leider auch der Beginn von ausländerfeindlichen Gegenbewegungen, die zu einer Spaltung der Gesellschaft führten. Rechtsnationale Strömungen hielten nicht nur in deutschen Landtagen, sondern auch in den Bundestag Einzug. Die Flüchtlingsproblematik führte zudem zu erheblichen national-geprägten politischen Konflikten in der europäischen Union, die bis heute noch nicht gelöst werden konnten.

Klimapolitisch gab es 2015, wie auch in den Jahren zuvor und danach, nicht viel Positives zu berichten. Die Welt wurde von Erdbeben, Stürmen, Waldbränden und Überschwemmungen heimgesucht. Ihnen fielen zehntausende Menschen zum Opfer und mehrere hunderttausende wurden außerdem in die Obdachlosigkeit getrieben. Um den menschengemachten Klimakatastrophen entgegenzuwirken, wurde auf der UN-Klimakonferenz in Paris (30. November bis 12. Dezember 2015) beschlossen, dass die globale Erderwärmung auf unter 2 °C begrenzt werden sollte. Dies wäre mit einem Rückgang auf ein vorindustrielles Niveau gleichbedeutend. Wurde anfangs das *Pariser Klimaabkommen* als ein bahnbrechender Erfolg gefeiert, ist es mittlerweile offensichtlich, dass nationale Selbstverpflichtungen nicht ausreichen, um dieses Ziel erreichen zu können.

Auch wenn es 2015 einen deutlichen Rückgang der extremen Armut zu verzeichnen gab, mussten in diesem Jahr immer noch mehr als 730 Mio. Menschen mit weniger als 1,90 Dollar pro Tag ihren Lebensunterhalt bestreiten[2]. In seinem *Millenniums-Entwicklungsziele Bericht* gestand der damalige Generalsekretär der Vereinten Nationen, Ban Ki-moon (geb. 1944), ein, dass 2015 trotz großer Fortschritte im Bildungswesen, immer noch mehr als 57 Mio. Kinder keine Schule besuchen, dass Frauen stärker armutsgefährdet sind als Männer, dass die Ärmsten am meisten an den Folgen des Klimawandels und der Umweltzerstörung leiden und dass aufgrund von Kriegskonflikten fast 60 Mio. Menschen aus ihrer Heimat vertrieben wurden[3].

---

[2] World Bank Group. (2018). *Poverty and shared prosperity 2018*. Washington DC https://ope
nknowledge.worldbank.org/bitstream/handle/10986/30418/9781464813306.pdf (eingesehen
November 2021).

[3] Millenniums-Entwicklungsziele Bericht 2015 (Vereinte Nationen)

Die Bedeutung der Armut spiegelte sich 2015 auch bei der Vergabe des Nobelpreises für Wirtschaftswissenschaften wider. Dieser ging an den gebürtigen Schotten Sir Angus Deaton (geb. 1945), Professor für Wirtschaftswissenschaften an der Princeton University in den USA, für seine bahnbrechenden Arbeiten über Konsum, Armut, Ungleichheit und Gesundheit.

Was passierte sonst noch 2015? Ein sehr umstrittenes Top-Sportereignis war die Handball Weltmeisterschaft der Männer, die zu Beginn des Jahres in Katar ausgetragen wurde. Im Finale bezwang Frankreich mit 25:22 den Gastgeber. Katar konnte sich nur deshalb bis zum Endspiel qualifizieren, weil das Land unvorstellbare Summen ausgab, um einige der weltbesten Handballspieler einzubürgern. Bayern München gewann 2015 zum dritten Mal in Folge die Fußball Bundesliga Meisterschaft, konnte sich aber nicht im DFB-Pokal durchsetzen. Dieser ging zum VfL Wolfsburg, der im Finale Borussia Dortmund mit 3:1 besiegte.

Das Jahr wird uns auch in Erinnerung bleiben, weil bedeutende Persönlichkeiten aus der deutschen Politik und Kultur von uns gegangen sind. Zu ihnen zählen Helmut Schmidt (1918–2015), Richard von Weizsäcker (1920–2015) und Günter Grass (1927–2015). Die Welt trauerte aber auch um Schauspieler wie Pierre Brice (1929–2015), der als Winnetou an der Seite seines Blutsbruders Old Shatterhand in vielen Karl May Filmen gegen das Böse und Ungerechte gekämpft hat, und um Christopher Lee (1922–2015), der mit seiner goldenen Pistole James Bond jagte und die Rolle des Sarumans in *Der Herr der Ringe* und *Der Hobbit* spielte. Neben Musikern wie B.B. King (1925–2015) und Ian Fraser Kilmister alias Lemmy (1945–2015), Gründer der Hardrock Band Motörhead, die ebenfalls 2015 verstarben, muss erwähnt werden, dass auch Leonard Nimoy (1931–2015), der für viele unzertrennlich mit der Figur des Vulkaniers Mr. Spock aus Raumschiff Enterprise verbunden ist, den Folgen seiner chronischen Lungenerkrankung erlag.

All dies ist in den meisten Rückblicken über das Jahr 2015 nachzulesen. Den Wenigsten ist jedoch bekannt, dass am 25. September 2015 die Mitgliedstaaten der Vereinten Nationen die *Agenda 2030* verabschiedeten. In ihr werden 17 Nachhaltigkeitsziele definiert, mit denen die drängenden globalen Herausforderungen, wie extreme Armut, Klimawandel, Umweltzerstörung und Gesundheitskrisen bewältigt werden sollen. Von vielen zunächst als utopisches Wunschdenken kretisch belächelt, kann die *Agenda 2030* trotz vieler Rückschläge inzwischen aber auch erste Erfolge vorweisen.

---

https://www.un.org/Depts/german/millennium/MDG%20Report%202015%20German.pdf (eingesehen November 2021).

Die lange Geburt einer Idee   3

Veränderung ist die Voraussetzung für die Entwicklung all dessen, was existiert.
Spock[1]

Meilensteine in der Geschichte der Menschheit sind selten ein Zufallsprodukt, sondern oft das Ergebnis einer lang andauernden und komplexen Entwicklung. Auch die *Agenda 2030* und ihre Terminologie haben ihre Vorgeschichte. So wurde beispielsweise der Begriff der *„nachhaltigen Entwicklung"* erstmals im Juni 1972 bei der *Konferenz über die menschliche Umwelt* (Conference on the Human Environment) in Stockholm erwähnt[2]. Das Treffen, das unter der Federführung des damaligen Generalsekretärs der *Konferenz der Vereinten Nationen über die Umwelt des Menschen,* Maurice Strong (1929–2015), abgehalten wurde, gilt heute als ein wichtiger Wendepunkt in der globalen Umweltpolitik. Zum Abschluss des Kongresses wurde die Stockholmer Erklärung verabschiedet. Sie enthält 26 Grundsätze, die sich nicht nur mit grundlegenden Umweltfragen befassen, sondern auch mit den Zusammenhängen zwischen Wirtschaftswachstum und Umweltproblemen. Noch im selben Jahr (1972) veröffentlichte die britische Wirtschaftswissenschaftlerin Barbara Ward (1914–1981) zusammen mit dem französisch-amerikanischen Mikrobiologen René Jules Dubos (1901–1982) ein Buch mit dem Titel *„Only One Earth: The Care and Maintenance of a Small Planet"* (Nur eine Erde: Die Pflege und Wartung eines kleinen Planeten), in dem die Ergebnisse der Konferenz zusammengefasst wurden. Das Buch war ein bedeutender Meilenstein für die Entwicklung einer neuen Umweltpolitik, weil

---

[1] Raumschiff Enterprise: Bele jagt Lokai.

[2] www.un.org/en/conferences/environment/stockholm1972 (eingesehen November 2021).

9
H. Herwald, *Agenda 2030 – Bildung,* essentials,
https://doi.org/10.1007/978-3-662-64845-2_3

es wegen der Forderung nach einem Nachhaltigkeitskonzept und globalen Maßnahmen einen Paradigmenwechsel herbeiführte. Auch heute noch ist man sich
der Bedeutung des Buches bewusst. Insbesondere wird dies in einem Artikel
von Andrew Norton (geb. 1965), Direktor des *Internationalen Institut für Umwelt
und Entwicklung* (International Institute for Environment and Development) deutlich, den er zum 50. Jahrestag seines Institutes schrieb. In seinem Beitrag hebt
Andrew Norton hervor, dass *Only One Earth* seiner Zeit voraus war. Das Buch
würde nicht nur in verblüffender Voraussicht die Komplexität des globalen Wan-
dels beschreiben, sondern auch zum kollektiven Handeln aufrufen. Denn auch
heute noch könne nur so eine ökologische und soziale Gerechtigkeit auf globaler
Ebene erreicht werden. Diese, so Andrew Norton, sei nötig, um die Menschheit
vor den katastrophalen Umweltveränderungen zu schützen[3].

Nicht nur wegen *Only One Earth* zählte Barbara Ward Ende des 20. Jhd. zu
einer der wichtigsten Pionierinnen einer nachhaltigen Umweltpolitik. Ihr uner-
müdlicher Kampf gegen die Armut fand weltweit große Anerkennung und machte
sie zu einer der bedeutendsten Protagonistinnen ihrer Zeit. Ihr Wissen und ihre
Kompetenz wurden so sehr geschätzt, dass sie für die amerikanischen Präsiden-
ten, John F Kennedy (1917–1963) und seinem Nachfolger Lyndon B Johnson
(1908–1973), als Beraterin tätig war.

1976 würdigte die britische Regierung ihr politisches Wirken und adelte sie
zur *Baroness Jackson of Lodsworth*[4]. Barbara Ward starb 1983 im Alter von
67 Jahren an den Folgen einer Krebserkrankung. Wie nachhaltig ihre Verdienste
sind, zeigt sich auch in einen Nachruf von Maurice Strong. Er schrieb über Barbara Ward: *„Sie war die artikulierteste und überzeugendste Verfechterin der Armen
und machte in ihren Büchern und Vorträgen ein überzeugendes Argument dafür,
dass die Reichen besser auf die Bedürfnisse der Armen eingehen sollten. … Unsere
Freundschaft und Zusammenarbeit dauerte bis zu ihren letzten Tagen. Ich vermisse
sie weiterhin sehr und lasse mich immer noch von dem, was ich von ihr gelernt
habe, inspirieren und leiten.“*[5].

Aber auch andere Persönlichkeiten haben wichtige Vorarbeiten geleistet, ohne
die das Entstehen der *Agenda 2030* nicht möglich gewesen wäre. Beispielsweise
muss der ehemaligen norwegischen Ministerpräsidentin, Gro Harlem Brundtland (geb. 1939), für ihren Beitrag zu einer nachhaltigen Politik ein besonderer

---

[3] www.iied.org/fifty-years-only-one-earth-rings-true (eingesehen November 2021).

[4] David Satterthwaite: Barbara Ward and the Origins of Sustainable Development Herausgegeben von IIED, London (2006).

[5] David Satterthwaite: Barbara Ward and the Origins of Sustainable Development Herausgegeben von IIED, London (2006).

Respekt gezollt werden. Vor allem in ihrer Funktion als Vorsitzende der *Weltkommission für Umwelt und Entwicklung* hat sie dazu beigetragen, dass die Weltgemeinschaft erstmals über globale Herausforderungen diskutierte und über konkrete nachhaltige Entwicklungen verhandelte. Die *Weltkommission für Umwelt und Entwicklung* wurde 1983 im Auftrag der Vereinten Nationen gegründet und unterstand bis zu ihrem Ende 1987 der Leitung von Gro Harlem Brundtland. Nach Abschluss ihrer Tätigkeit veröffentlichte die Sachverständigenkommission im selben Jahr einen Bericht mit dem Titel „*Our Common Future*" (Unsere gemeinsame Zukunft)[6]. In dem Dokument, das heute als *Brundtland-Report* bezeichnet wird, wurden politische Maßnahmen in Erwägung gezogen, mit denen eine neue Ära des Wirtschaftswachstums ermöglicht werden sollten. Der Report beschreibt zudem, wie ein nachhaltiger Fortschritt dazu beitragen kann, das Überleben der Menschheit zu gewährleisten. Hierzu müsse man nicht nur Umweltressourcen schonen, so der Report, sondern man muss sie auch besonnen einsetzen, damit so die Armut vor allem in Entwicklungsländer gelindert werden kann. Dass es sich hierbei um sehr große Herausforderungen handelt, macht Gro Harlem Brundtland in ihrem Vorwort klar. So schreibt sie: „*Unsere vielleicht dringendste Aufgabe besteht heute darin, die Nationen von der Notwendigkeit zu überzeugen, zum Multilateralismus zurückzukehren. ... Die Herausforderung, nachhaltige Entwicklungspfade zu finden, sollte – ja muss sogar – zum Anlass genommen werden, um eine Suche nach multilateralen Lösungen zu finden und neue Wege für strukturierte internationale Wirtschaftskooperationen vorzubereiten. Diese Herausforderungen müssen die Grenzen der nationalen Souveränität, begrenzter Strategien von wirtschaftlichen Zielsetzungen und nicht kooperierender Wissenschaftsdisziplinen überschreiten.*"[7].

Um dem *Brundtland-Report* Taten folgen zu lassen, wurde im Juni 1992 die *Konferenz der Vereinten Nationen über Umwelt und Entwicklung* (Conference on Environment and Development) in Rio de Janeiro abgehalten. Sie sollte später auch als *Rio-Konferenz* oder *Erdgipfel* in die Geschichtsbücher eingehen. Wichtige Ergebnisse dieses Treffens, an dem Vertreter und Vertreterinnen von 172 Staaten teilnahmen, waren die *Rio-Erklärung über Umwelt und Entwicklung* (Rio Declaration on Environment and Development) und die *Agenda 21*, die im Anschluss der Konferenz veröffentlich wurden. Die *Rio-Erklärung über Umwelt und Entwicklung* ist ein völkerrechtlich nicht-bindendes Dokument,

---

[6] https://sustainabledevelopment.un.org/content/documents/5987our-common-future.pdf (eingesehen November 2021).

[7] https://sustainabledevelopment.un.org/content/documents/5987our-common-future.pdf (eingesehen November 2021).

bestehend aus 27 Grundsätzen und der Zielsetzung „*durch die Schaffung von neuen Ebenen der Zusammenarbeit zwischen den Staaten, wichtigen Teilen der Gesellschaft und den Menschen eine neue und gerechte weltweite Partnerschaft aufzubauen*"[8]. Zu bemerken ist, dass in vielen dieser Grundsätze Veränderungen, im Sinne einer nachhaltigen Entwicklung, gefordert wurden. Im Gegensatz zur Erklärung von *Rio über Umwelt und Entwicklung* handelt es sich bei der *Agenda 21* um ein dynamisches Programm, das sich den drängendsten aktuellen Problemen annehmen und die Welt auf die Herausforderungen des 21. Jhd. vorbereiten sollte[9]. Auch in diesem Dokument wurde der Nachhaltigkeit eine wichtige Bedeutung beigemessen. Um die *Agenda 21* in die Praxis umsetzen zu können, wurde sie in vier Teile untergliedert. Im ersten Teil *(Soziale und wirtschaftliche Dimensionen)* werden Maßnahmen beschrieben, die zur Beschleunigung einer nachhaltigen Entwicklung in Entwicklungsländern führen soll. Dass dies nur unter einer sorgsamen Berücksichtigung von natürlichen Ressourcen und einer Reduzierung von Umweltschäden erreicht werden kann, wird im zweiten Teil der Agenda *(Erhaltung und Bewirtschaftung der Ressourcen für die Entwicklung)* erläutert. Zur Umsetzung dieser Ziele wird im dritten Teil *(Stärkung der Rolle wichtiger Gruppen)* beschrieben, wie wichtig es ist, alle beteiligten Stakeholder mit einzubeziehen. Dabei kann es sich um Einzelpersonen, Gruppen und Organisationen handeln, die z. B. indigene Bevölkerungsgruppen vertreten oder kommunale Initiativen unterstützen. Im letzten Teil der Agenda *(Möglichkeiten der Umsetzung)* wird auf eine potenzielle Finanzierung dieser Maßnahmen eingegangen, die beispielsweise zur Förderung der Bildung, der Bewusstseinsbildung und der Aus- und Fortbildung notwendig sind.

Dass diese hochambitionierten Ziele kaum durchsetzbar waren, wurde bereits nach wenigen Jahren deutlich. So publizierte die Zeitschrift *Vereinte Nationen,* die von der *Deutschen Gesellschaft für die Vereinten Nationen* (DGVN) herausgegeben wird, 1997 einen Artikel mit dem Titel „*Abstieg vom Erdgipfel*"[10]. In diesem Beitrag prangerte Jens Martens (geb. 1962), der 2014 leitender Geschäftsführer der internationalen nichtstaatlichen Organisation *Global Policy* (GPF) werden sollte, an, dass fünf Jahre nach der *Rio-Erklärung* keine umweltpolitischen Fortschritte erzielt werden konnten, sondern es weltweit zu Rückschritten gekommen sei. Dies läge, laut Jens Martens, darin begründet, dass die Regierungen zur Lösung von

---

[8] www.nachhaltigkeit.info/artikel/rio_deklaration_950.htm (eingesehen November 2021).

[9] https://www.un.org/Depts/german/conf/agenda21/agenda_21.pdf (eingesehen November 2021).

[10] https://zeitschrift-vereinte-nationen.de/suche/zvn/artikel/abstieg-vom-erdgipfel/ (eingesehen November 2021).

globalen, sozialen und ökologischen Krisen auf Privatisierung und Deregulierung gesetzt hätten, anstatt selbst zu handeln. Das Konzept der *freiwilligen Selbstverpflichtungen der Unternehmen* und *Selbstbeschränkungen der Gewerkschaften* müsse daher als gescheitert betrachtet werden.

Anlass für dieses Resümee war die UN-Sondergeneralversammlung *Fünf Jahre Rio,* die im Juni 1997 in New York abgehalten wurde. Teilnehmer waren u. a. der ehemalige deutsche Bundeskanzler Helmut Kohl (1930–2017) und die damalige Bundesumweltministerin Angela Merkel. Auch das Fazit der Bundesumweltministerin über die UN-Sondergeneralversammlung fällt nicht positiv aus. So gestand Angela Merkel 1997 ein, dass viele Probleme noch nicht gelöst seien, sondern an Schärfe zugenommen hätten. Eine Trendwende sei zudem nicht in Sicht. Des Weiteren gestand sie ein, dass *„die weiterwachsende Armut, das Bevölkerungswachstum in vielen Teilen der Welt, aber auch die fortschreitende Umweltzerstörung und die Übernutzung natürlicher Ressourcen die Weltgemeinschaft auch in Zukunft vor große Probleme stellen würden"*[11].

Selbst die Teilnehmer und Teilnehmerinnen der UN-Sondergeneralversammlung mussten eingestehen, dass es seit der Veröffentlichung der *Agenda 21* über keine nennenswerten Erfolge zu berichten gab. In der Abschlussresolution wurde sogar zugegeben, dass immer mehr Menschen ihr Leben in Armut verbringen, dass sich in vielen Ländern die wirtschaftliche Situation erheblich verschlechtert hat, dass die Arbeitslosigkeit weltweit zugenommen hat, dass die Kluft zwischen den gering entwickelten und wirtschaftlich erfolgreichen Ländern deutlich zugenommen hat, dass viele Menschen keinen Zugang zu angemessener Nahrung, sauberem Wasser und sanitären Einrichtungen haben, und dass es an grundlegenden sozialen Einrichtungen fehle. Hierbei handelt es sich um Punkte, die sich überwiegend mit sozialen und wirtschaftlichen Aspekten beschäftigen. Aber auch in anderen Bereichen fällt die rückblickende Bilanz größtenteils negativ aus. So auch bei der Forderung der *Agenda 21* nach einer besseren Umweltpolitik. Hier musste eingeräumt werden, dass die Zielsetzungen ebenfalls verfehlt wurden. So nahmen von 1992 bis 1997 die Emissionen von vielen Schadstoffen zu. Die Umweltschäden, die durch Luft- und Wasserverschmutzung verursacht wurden, stiegen an und es gab eine Abnahme der biologischen Vielfalt. In ärmeren Regionen trug die anhaltende Armut zu einem beschleunigten Verbrauch der natürlichen Ressourcen bei und auf globaler Ebene wurden erneuerbare Ressourcen in so großen Mengen genutzt, das rentable Regenerationsraten nicht mehr eingehalten werden konnten.

---

[11] www.bmu.de/pressemitteilung/un-sondergeneralversammlung-fuenf-jahre-rio-vom-23-27-juni-1997-in-new-york/ (eingesehen November 2021).

Die Schlussfolgerung der Resolution ist daher auch mehr als ernüchternd. Denn es bestehe das Risiko, so der Bericht der UN-Sondergeneralversammlung, dass mit einer zunehmenden Umweltverschmutzung, einer weiter andauernden Zerstörung von Ökosystemen und einem Rückgang der Artenvielfalt das Gleichgewicht unseres Lebensraums so sehr aus den Fugen gerate, dass die Schäden nicht mehr behoben werden könnten. Dennoch werde man trotz dieser dramatischen Verschlechterungen weiterhin an der *Agenda 21* festhalten und keine neuen Umwelt- oder Entwicklungsprogramme konzipieren. Man würde sich stattdessen verpflichten, beim nächsten Gipfel, der 2002 abgehalten werde, das Programm der *Agenda 21* vollständig umzusetzen[12].

Leider konnte dieses Versprechen nicht eingelöst werden. Dennoch endete der darauffolgende Weltgipfel für nachhaltige Entwicklung, der im Herbst 2002 in Johannesburg stattfand, zwar enttäuschend, aber nicht in einem totalen Desaster. Jürgen Maier (geb. 1963), jetziger Geschäftsführer des *Forums Umwelt und Entwicklung,* zog beispielsweise eine geteilte Bilanz über den Weltgipfel. In seinem Artikel mit dem Titel *„Weder Durchbruch noch Rückschlag"*[13], kam er zu dem Schluss, dass die UN-Sondergeneralversammlung als *„Gipfels des Stillstands"* in die Geschichte eingehen könnte, aber es gäbe durchaus auch einige Erfolge zu vermelden. Z. B. seien zwei Beschlüsse gefasst worden, um eine Überfischung der Weltmeere zu verhindern und um mehr Menschen Zugang zu sauberem Trinkwasser zu ermöglichen[14].

Deutlich kritischer äußerte sich die damalige BUND-Vorsitzende Angelika Zahrnt (geb. 1944) über die Generalversammlung. Sie bezeichnete den Gipfel in einem Interview als *„Gipfel der nachhaltigen Enttäuschungen"*[15]. Grund hierfür sei die rückständige Blockadepolitik der USA, die von Australien, Kanada, Japan und den OPEC-Statten Unterstützung erfahre. Mit dieser Taktik seien viele wichtige Nachhaltigkeitsziele kurzfristigen wirtschaftlichen Interessen zum Opfer gefallen, so das enttäuschende Resümee der heutigen BUND-Ehrenvorsitzenden. Sie bezeichnete daher auch die beiden konkreten Ziele (Fischerei und sauberes Trinkwasser) als ein mageres Ergebnis, das einem Weltgipfel unwürdig sei. Auch viele andere Themen der *Agenda 21* seien, wie das Verhältnis von Handels- und Umweltabkommen, nicht thematisiert worden. Positiv sieht sie jedoch die

---

[12] www.un.org/ga/search/view_doc.asp?symbol=A/RES/S-19/2&Lang=E   (eingesehen November 2021).

[13] https://zeitschrift-vereinte-nationen.de/suche/zvn/heft/weder-durchbruch-noch-ruecks chlag/ (eingesehen November 2021).

[14] https://zeitschrift-vereinte-nationen.de/suche/zvn/heft/weder-durchbruch-noch-ruecks chlag/ (eingesehen November 2021).

[15] www.presseportal.de/pm/7666/377573 (eingesehen November 2021).

Gipfelergebnisse bzgl. einer globalen Unternehmensverantwortung. Denn der Gipfel hätte deutlich gemacht, dass multinationale Konzerne in die Verantwortung genommen werden müssten.

Auch bei der nächsten *Konferenz der Vereinten Nationen über nachhaltige Entwicklung,* die im Juni 2012 in Rio de Janeiro stattfand, war es offensichtlich, dass es 20 Jahre nach dem *Erdgipfel* kaum nennenswerte Erfolge zu vermerken gab. Wie auch schon zuvor, nahm in den letzten zehn Jahren der Kohlendioxidausstoß weiter zu, konnte das Artensterben nicht gebremst werden, wurden immer noch Waldflächen erheblichen Ausmaßes gerodet und kam es zu einem weiteren Anstieg der Weltbevölkerung. Das *Global Footprint Network* veröffentlichte 2012 in seinem *Living Planet Report,* dass die Menschheit innerhalb eines Jahres 50 % mehr Ressourcen verbraucht, als die Erde in derselben Zeit zur Verfügung stellen kann[16]. Die Kluft zwischen arm und reich nahm immer weiter zu und mit der Digitalisierung und einer immer mehr vernetzten Welt verschoben sich zudem die Machtmonopole zugunsten von global agierenden Großunternehmen.

Dass auch in naher Zukunft kaum Aussicht auf Verbesserungen bestehen wird, konnte der Abschlusserklärung mit dem Titel *„Die Zukunft, die wir wollen"* (The future we want) entnommen werden[17]. In dieser Erklärung bekräftigten die Staats- und Regierungschefs lediglich ein Engagement für eine nachhaltige Entwicklung. Allerdings wurde nicht erwähnt, dass diesem Engagement auch Taten folgen sollten. So klingt die Erklärung eher wir eine Bestandsaufnahme Sie enthält aber weder konkrete Visionen noch eine Strategieentwicklung. Zum wiederholten Mal wurde die Beseitigung der Armut als größte globale Herausforderung konstatiert. Denn nur mit ihrer Eliminierung könne eine Voraussetzung für nachhaltige Entwicklungen geschaffen werden. Um dies zu gewährleisten müssten – so die Abschlusserklärung – wirtschaftliche, soziale und ökologische Aspekte miteinander verknüpft werden. Zugleich wurde auf die Notwendigkeit eines nachhaltigen, integrativen und gerechten Wirtschaftswachstums hingewiesen. Dies würde faire Chancen für alle gewährleisten, den Abbau von Ungleichheiten ermöglichen und es erlauben, eine nachhaltige Nutzung von natürlichen Ressourcen und Ökosystemen zu betreiben.

Da es ansonsten kaum etwas über andere Fortschritte zu berichten gab, fiel das Feedback der deutschen Presse zu dem Gipfel eher negativ aus. Die *Zeit* beispielsweise schrieb, dass *Rio + 20,* so wie der Gipfel auch bezeichnet wurde,

---

[16] https://wwf.panda.org/discover/knowledge_hub/all_publications/living_planet_report_timeline/lpr_2012/?

[17] https://sustainabledevelopment.un.org/index.php?page=view&type=111&nr=1358&menu=35 (eingesehen November 2021).

u. a. gescheitert sei, weil die USA und Europa sich gegenseitig politisch blockiert hätten. Der Abschlussbericht, so das Resümee der *Zeit,* würde zudem zeigen, dass die internationale Staatengemeinschaft es nicht geschafft hätte, neue Impulse zu setzen, mit denen dringend notwendige Maßnahmen für eine nachhaltige Umweltpolitik umgesetzt werden könnten[18]. Die Bilanz im *Spiegel* ist ähnlich vernichtend. Auch hier wurde angemerkt, dass keine klaren Zielvorgaben vorgelegt worden seien. Zudem hätte man es versäumt, konkrete Zeitpläne für Finanzierungskonzepte zu präsentieren[19]. Diese Einschätzung wurde von vielen Umweltverbänden wie Greenpeace und dem BUND geteilt. Trotz dieser Kritik konnten einige Organisationen, wie der WWF (*World Wide Fund For Nature*), der Abschlusserklärung auch etwas Positives entnehmen. So vertrat der WWF zwar ebenfalls die Meinung, dass dem Dokument *„die visionäre Führung und die Verpflichtungserklärungen, die die Welt so dringend benötige",* fehle. Dennoch enthalte es einige Aspekte, die für die Durchsetzung einer nachhaltigen Entwicklung von großer Bedeutung sein könnten[20]. Denn, so der WWF in seiner Beurteilung, sei vielleicht das wichtigste Ergebnis des Gipfels, der Beschluss, eine offene Arbeitsgruppe ins Leben zu rufen. Ziel des WWFs sei es, der UN-Generalversammlung 2015 Vorschläge für neue Nachhaltigkeitsziele (Sustainable Development Goals oder SDGs) zu unterbreiten, die universell anwendbar seien und gleichzeitig unterschiedliche nationale Gegebenheiten berücksichtigen sollten. Zudem betont der WWF in seiner Einschätzung, dass er bestrebt sei, bei der *„Auswahl der Themen und Bestimmung der Indikatoren, eine wichtige und einflussreiche Funktion wahrzunehmen"*[21].

---

[18] www.zeit.de/wirtschaft/2012-06/klimawandel-gruene-wirtschaft/komplettansicht (eingesehen November 2021).

[19] www.spiegel.de/wissenschaft/natur/uno-gipfel-rio-20-endet-enttaeuschend-a-840423. html (eingesehen November 2021).

[20] www.wwf.de/fileadmin/fm-wwf/Publikationen-PDF/WWF_Analyse_Rioplus20_Abschl ussdokument.pdf (eingesehen November 2021).

[21] www.wwf.de/fileadmin/fm-wwf/Publikationen-PDF/WWF_Analyse_Rioplus20_Abschl ussdokument.pdf (eingesehen November 2021).

Von der Idee zum Konzept

4

Ohne Kreativität gibt es keine Entwicklung.
Spock[1]

Eine der vielleicht wichtigsten Wegbereiterinnen der *Agenda 2030* im 21. Jhd. ist Paula Caballero. Denn nur ihrer Eingebung und Hartnäckigkeit ist es zu verdanken, dass ihre Vision von einer neuen Definition der Nachhaltigkeitsziele (SDGs) in das Programm des *Rio + 20* Gipfels präsentiert und diskutiert werden konnte. Die Idee hierzu kam ihr bereits im Oktober 2010, als sie für die kolumbianische Regierung das Amt der Direktorin für *Wirtschaft, Soziales und Umwelt* im Außenministerium antrat. Für Paula Caballero bot der Gipfel, wie sie es selbst später beschrieb[2], eine historische Gelegenheit, die Nachhaltigkeitsziele der *Agenda 21* neu zu definieren. Dies sei insbesondere wichtig gewesen, weil der Gipfel ansonsten keine anderen Gelegenheiten geboten hätte, Beschlüsse für dringend notwendige Maßnahmen im Sinne der Nachhaltigkeit zu fassen.

Rückendeckung bekam Paula Caballero von Patti Londoño, der damaligen kolumbianischen Vize-Außenministerin. Beide spürten, dass die neuen Nachhaltigkeitsziele (SDGs) ein wichtiger Meilenstein für den kommenden *Rio + 20* Gipfel werden könnten. Es war jedoch kein einfacher Weg für Paula Caballero. Als sie vor dem Gipfel in Rio de Janeiro ihr SDG Konzept bei den Vereinten Nationen in New York vortrug, wurden ihre Ideen mit sehr großer Skepsis aufgenommen und, wie sie es selbst bezeichnete, teilweise sogar verhöhnt[3]. Dennoch verfolgte sie ihr Ziel mit einer unerhörten Beharrlichkeit. So schaffte sie es trotz

---

[1] Raumschiff Enterprise: Landru und die Ewigkeit.

[2] https://impakter.com/short-history-sdgs/ (eingesehen November 2021).

[3] https://impakter.com/short-history-sdgs/ (eingesehen November 2021).

© Der/die Autor(en), exklusiv lizenziert durch Springer-Verlag GmbH, DE, ein Teil von Springer Nature 2022
H. Herwald, *Agenda 2030 – Bildung,* essentials,
https://doi.org/10.1007/978-3-662-64845-2_4

einer großen Gegenwehr, dass ihre Ideen bei den Teilnehmern und Teilnehmerinnen des *Rio + 20* Gipfels Gehör fanden. Der Erfolg blieb nicht aus. Denn
es wurde beschlossen, dass bei der nächsten UN-Generalversammlung, die 2015
in New York stattfinden sollte, der Startschuss für die *Agenda 2030* gegeben
werde. Für ihre Verdienste wurde Paula Caballero 2020 mit dem Ehrenpreis des
Deutschen Nachhaltigkeitspreises ausgezeichnet. In der Begründung hieß es, dass
Paula Caballero etwas Einzigartiges in der Geschichte der Vereinten Nationen
geschafft habe, was die internationale Zusammenarbeit über Jahrzehnte prägen
werde[4].

Zurück zur *Agenda 2030*. Um sie bei dem nächsten Nachhaltigkeitsgipfel,
der 2015 in New York stattfinden sollte, verabschieden zu können, wurde im
Januar 2013 eine offene Arbeitsgruppe einberufen. Diese bestand aus 30 wech-
selnden Mitgliedern, die insgesamt dreizehn Mal, u. a. auch unter Beteiligung
des WWFs, tagten. Das Ergebnis war ein Katalog mit 17 Nachhaltigkeitszielen
und 169 Zielvorgaben, der 2014 der Generalversammlung der Vereinten Nationen übergeben wurde. Im Gegensatz zur *Agenda 21* sollte die SDGs nicht durch
gemeinnützige Träger finanziert werden. Daher wurde außerdem ein zwischen-
staatlicher Expertenausschuss zur Finanzierung einer nachhaltigen Entwicklung
(Intergovernmental Committee of Experts on Sustainable Development Financing) eingesetzt, der ein Finanzierungskonzept entwickeln sollte. Die einberufene
Kommission sollte nicht nur die bereits vorhandenen Optionen ausloten, sondern auch nach alternativen Finanzierungsmöglichkeiten suchen[5]. Der Bericht der
Expertenkommission wurde der Generalversammlung im August 2014 vorgelegt.
Dort wurden dann beide Dokumente (Finanzierungskonzept und Nachhaltigkeits-
katalog) zu einem Synthesebericht vereinigt, der am 4. Dezember 2014 vom
damaligen UN-Generalsekretär Ban Ki-moon unter dem Titel *„Der Weg zu einem
Leben in Würde bis 2030: die Armut beenden, Menschenleben verändern und die
Erde schützen"* der Öffentlichkeit präsentiert wurde[6].

---

[4] www.nachhaltigkeitspreis.de/alle-ehrenpreistraeger/ehrenpreistraeger/2019/paula-caball
ero/ (eingesehen November 2021).

[5] A/69/315 – Report of the Intergovernmental Committee of Experts on Sustainable Development Financing (https://sdgs.un.org/documents/a69315-report-intergovernmental-committ-
20395) (eingesehen November 2021).

[6] A/69/700: Der Weg zu einem Leben in Würde bis 2030: die Armut beenden, Men-
schenleben verändern und die Erde schützen Synthesebericht des Generalsekretärs über die
Post-2015-Agenda für nachhaltige Entwicklung (https://unric.org/de/17ziele/) (eingesehen
November 2021).

Die *Agenda 2030*

5

Es war immer einfacher zu zerstören als zu erschaffen.
Spock[1]

Am 25. September 2015 war es dann so weit. Die 193 Mitgliedsstaaten der Vereinten Nationen verabschiedeten einstimmig auf ihrem Gipfeltreffen in New York die Resolution A/RES/70/1 *(Transformation unserer Welt: die Agenda 2030 für nachhaltige Entwicklung)*[2]. Sie gilt als ein Aktionsplan mit dem ambitionierten Ziel, eine Welt ohne Armut, Hunger und Krankheit zu schaffen und dafür zu sorgen, dass Menschen frei von Furcht und ohne Unterdrückung ihr Leben gestalten können. Zudem soll jeder Mensch ein Recht auf Bildung und Zugang zu einer funktionierenden Krankenversorgung haben. Nahrungsmittel sollen für jeden Menschen zu einem erschwinglichen Preis verfügbar sein und all dies soll in einer Welt ermöglicht werden, in der nachhaltig mit unseren Lebensräumen umgegangen wird. Die Aufgabe der *Agenda 2030* mit ihren 17 Nachhaltigkeitszielen und 169 Zielvorgaben, so die Resolution, sei es, die Rahmenbedingungen zu definieren, mit denen diese Vorsätze in die Tat umgesetzt werden können. Mit der Verabschiedung der *Agenda 2030* sei es zudem zum ersten Mal in der Geschichte der Menschheit gelungen, dass alle Mitgliedsstaaten sich einvernehmlich zu einer solchen Aktion verpflichtet hätten[3]. Am 1. Januar 2016 trat sie in Kraft (Tab. 5.1).

---

[1] Star Trek II: The Wrath of Khan.

[2] www.un.org/depts/german/gv-70/gv70_nr1.html (eingesehen November 2021).

[3] www.un.org/depts/german/gv-70/gv70_nr1.html (eingesehen November 2021).

H. Herwald, *Agenda 2030 – Bildung,* essentials,
https://doi.org/10.1007/978-3-662-64845-2_5

Tab. 5.1   Die 17 Nachhaltigkeitsziele der *Agenda 2030*[4]

	Armut in all ihren Formen und überall beenden
	Den Hunger beenden, Ernährungssicherheit und eine bessere Ernährung erreichen und eine nachhaltige Landwirtschaft fördern
	Ein gesundes Leben für alle Menschen jeden Alters gewährleisten und ihr Wohlergehen fördern
	Inklusive, gleichberechtigte und hochwertige Bildung gewährleisten und Möglichkeiten des lebenslangen Lernens für alle fördern
	Geschlechtergleichstellung erreichen und alle Frauen und Mädchen zur Selbstbestimmung befähigen
	Verfügbarkeit und nachhaltige Bewirtschaftung von Wasser und Sanitärversorgung für alle gewährleisten
	Zugang zu bezahlbarer, verlässlicher, nachhaltiger und moderner Energie für alle sichern
	Dauerhaftes, breitenwirksames und nachhaltiges Wirtschaftswachstum, produktive Vollbeschäftigung und menschenwürdige Arbeit für alle fördern
	Eine widerstandsfähige Infrastruktur aufbauen, breitenwirksame und nachhaltige Industrialisierung fördern und Innovationen unterstützen
	Ungleichheit in und zwischen Ländern verringern
	Städte und Siedlungen inklusiv, sicher, widerstandsfähig und nachhaltig gestalten
	Nachhaltige Konsum- und Produktionsmuster sicherstellen
	Umgehend Maßnahmen zur Bekämpfung des Klimawandels und seinen Auswirkungen ergreifen
	Ozeane, Meere und Meeresressourcen im Sinne nachhaltiger Entwicklung erhalten und nachhaltig nutzen
	Landökosysteme schützen, wiederherstellen und ihre nachhaltige Nutzung fördern, Wälder nachhaltig bewirtschaften, Wüstenbildung bekämpfen, Bodendegradation beenden und umkehren und dem Verlust der biologischen Vielfalt ein Ende setzen
	Friedliche und inklusive Gesellschaften für eine nachhaltige Entwicklung fördern, allen Menschen Zugang zur Justiz ermöglichen und leistungsfähige, rechenschaftspflichtige und inklusive Institutionen auf allen Ebenen aufbauen
	Umsetzungsmittel stärken und die Globale Partnerschaft für nachhaltige Entwicklung mit neuem Leben erfüllen

---

[4] https://unric.org/de/17ziele/ (eingesehen November 2021).

Ein Jahr nach ihrer Einführung war die erste Bilanz noch positiv[5]. Ban Ki-moon, in seiner Funktion als Generalsekretär der Vereinten Nationen, schrieb in seinem Jahresbericht, dass das erste Jahr als Ausgangspunkt gesehen werden könne, um die eingegangenen Verpflichtungen mit globalen Maßnahmen zu lösen. Der Bericht schließt mit folgendem Zitat des Generalsekretärs ab, das Anlass zur Hoffnung geben sollte: *„Die neue Agenda ist ein Versprechen führender Politiker an alle Menschen. Sie ist eine universelle, integrierte und transformative Vision für eine bessere Welt, eine Agenda für die Menschen und für die Beendigung der Armut in allen ihren Formen. Eine Agenda für die Erde, unsere gemeinsame Heimat. Eine Agenda für geteilten Wohlstand, Frieden und Partnerschaft für alle. Sie bringt die Dringlichkeit des Klimaschutzes zum Ausdruck. Sie beruht auf der Gleichberechtigung der Geschlechter und der Achtung der Rechte aller Menschen. Vor allem ist sie das Gelöbnis, dass niemand zurückgelassen wird.*"[6].

Jedoch musste mit jedem weiteren Jahr eingestanden werden, dass es, ähnlich wie mit der *Agenda 21,* immer schwieriger wurde, die Ziele einzuhalten. So schrieb der jetzige Generalsekretär António Guterres (geb. 1949) in seinem *„Ziele für nachhaltige Entwicklung Bericht 2021",* dass trotz Fortschritte in der Armutsbekämpfung, der Gesundheit von Müttern und Kindern, dem Stromzugang und der Geschlechtergleichstellung, das Tempo zu gering sei[7]. In anderen Bereichen, wie z. B. beim Ausstoß von Kohlendioxid und bei der Bekämpfung des Hungers, müsse man von Stagnation oder Rückschritt sprechen. Er geht in seiner Beurteilung sogar noch weiter und zieht das traurige Resümee, dass bei einer planmäßigen Durchsetzung der Nachhaltigkeitsziele, die Welt besser auf die Coronakrise vorbereitet gewesen wäre[8]. Aber gerade, weil durch die Krise die Herausforderungen an eine nachhaltige Zukunft noch einmal deutlich gestiegen sind, sieht António Guterres in der Pandemie auch eine Chance, die Ziele der *Agenda 2030* schneller umsetzen zu können.

---

[5] https://unric.org/de/ziele-fuer-nachhaltige-entwicklung-3/ (eingesehen November 2021).

[6] https://unric.org/de/ziele-fuer-nachhaltige-entwicklung-3/ (eingesehen November 2021).

[7] https://www.un.org/depts/german/de/neuedok.html (eingesehen November 2021).

[8] https://www.un.org/depts/german/de/neuedok.html (eingesehen November 2021).

Dennoch gibt es auch Teilerfolge, wie aus dem Bericht zur „*Nachhaltigen Entwicklung 2021*" zu entnehmen ist[9]. Der jährlich erscheinende Nachhaltigkeitsbericht wurde im Juni 2021 von unabhängigen Experten und Expertinnen des *Sustainable Development Solutions Network* (SDSN) in Zusammenarbeit mit der *Bertelsmann Stiftung* erstellt. Wie auch von António Guterres erkannt, kommen die Experten und Expertinnen zu dem Schluss, dass COVID-19 die Umsetzung der Nachhaltigkeitsziele erheblich erschwert hat. Die Krise hat jedoch verdeutlicht, dass Länder mit wirksamen Sozial- und Gesundheitssystemen besser aufgestellt waren. Auch die Anwendung von modernen digitalen Technologien hat in einigen Ländern erheblich dazu beigetragen, dass zu Beginn des Ausbruchs der Pandemie eine halbwegs funktionierende Krankenhausversorgung aufrechterhalten wurde, Sozialdienste eine Notversorgung gewährleisten konnten und dass der Schulbetrieb nicht vollständig zum Erliegen kam. So ist es auch nicht verwunderlich, dass der SDG-Index von 2021 von den finanzstarken nordeuropäischen Ländern Finnland (1), Schweden (2) und Dänemark (3) angeführt wird. In diesen Staaten ist es gelungen, trotz Coronakrise, Fortschritte in der Umsetzung der Nachhaltigkeitsziele zu erlangen. Auch in Deutschland, das auf Platz 4 liegt, konnten Verbesserungen bzgl. der meisten SDGs verzeichnet werden.

Länder mit einem sehr niedrigen Pro-Kopf-Einkommen konnten dahingegen kaum Fortschritte erzielen. So finden sich der Tschad (163), der Südsudan (164) und die Zentralafrikanische Republik (165) am Ende der Liste wieder. Die Verfasser und Verfasserinnen des Nachhaltigkeitsberichts bewerteten die Fortschritte der reichen Länder zwar erfreulich. Sie mahnen aber auch davor, dass dies darüber hinwegtäusche, dass in vielen Staaten, insbesondere in Ländern mit einem geringen Pro-Kopf-Einkommen, die Mittel fehlen, um die *Agenda 2030* umsetzen zu können. Hier müssten, nach Meinung der Experten und Expertinnen, globale Steuerreformen eingeführt werden, mit denen es möglich sei, die Staatseinnahmen in den Entwicklungsländern deutlich zu steigern[10].

Auch wenn Deutschland auf Platz 4 der Liste zu finden ist, gibt es keinen Grund für eine Entwarnung. Dem Bericht ist zu entnehmen, dass die geforderten Zielsetzungen bei keinem der 17 SDGs erreicht worden seien. Einen großen Nachholbedarf gäbe es insbesondere bei den Nachhaltigkeitszielen 12 (*Nachhaltige Konsum- und Produktionsmuster sicherstellen*) und 13 (*Umgehend*

---

[9] https://sdgindex.org/reports/sustainable-development-report-2021/ (eingesehen November 2021).

[10] https://sdgindex.org/reports/sustainable-development-report-2021/   (eingesehen November 2021).

Maßnahmen zur Bekämpfung des Klimawandels und seinen Auswirkungen ergreifen). Es wurde aber auch bemängelt, dass das Steuersystem nicht gerecht sei, die Armutsquote bei älteren Menschen zu hoch liege und die Gehälter von Spitzenverdienern überproportioniert seien. Zudem ist in dem Bericht zu finden, dass das Angebot, mit öffentlichen Verkehrsmitteln zu reisen, abgenommen habe und dass zu wenig Frauen im Bundestag und in den Landtagen vertreten seien.

Die Umsetzung der *Agenda 2030*

6

Ich freue mich zu sehen, dass wir Unterschiede haben. Mögen wir zusammen größer werden als die Summe von uns beiden.
Surak[1]

Es ist unumstritten, dass jedes der Nachhaltigkeitsziele der *Agenda 2030* von großer globaler Bedeutung ist. Dennoch sind Konflikte bei der Durchführung vorprogrammiert. So kann es vorkommen, dass für die Durchsetzung eines Nachhaltigkeitsziels andere SDGs eingeschränkt werden müssen. Beispielsweise kann ein Gesetz, das die Abholzung des Regenwaldes verbietet, dazu führen, dass viele Menschen ihre Arbeit verlieren und so in die Armut gestürzt werden. Ist es daher wirklich realisierbar, *„ein dauerhaftes, breitenwirksames und nachhaltiges Wirtschaftswachstum"* zu schaffen, wie es SDG 8 fordert und dabei die Ziele wie SDG13 *„umgehend Maßnahmen zur Bekämpfung des Klimawandels und seinen Auswirkungen ergreifen"* einzuhalten? Die Frage ist nicht einfach zu beantworten, da die derzeitigen Rahmenbedingungen es nicht zulassen, dass die beiden erwähnten Nachhaltigkeitsziele zeitgleich erfüllt werden können. Auch bei der Umsetzung der anderen SDGs kann es zu ähnlichen Problemen kommen.

Was auf den ersten Blick wie ein unlösbares Problem aussieht, kann allerdings auch zum Vorteil genutzt werden. Da es nicht möglich ist, die 17 Nachhaltigkeitsziele und 169 Zielvorgaben gleichzeitig umzusetzen, muss z. B. jeder Staat unter Berücksichtigung regionaler Bedingungen eine spezielle Auswahl treffen und sich auf die SDGs zu konzentrieren, mit denen ein bestmöglicher Nachhaltigkeitserfolg erzielt werden kann. So macht es beispielsweise in Deutschland nur Sinn,

---

[1] Star Trek Enterprise: The Savage Curtain.

H. Herwald, *Agenda 2030 – Bildung,* essentials,
https://doi.org/10.1007/978-3-662-64845-2_6

wenn Bundesländer wie Niedersachsen, Schleswig-Holstein und Mecklenburg-Vorpommern SDG 14 *„Ozeane, Meere und Meeresressourcen im Sinne nachhaltiger Entwicklung erhalten und nachhaltig nutzen"* in ihr Programm aufnähmen. Für andere Bundesländer, die nicht an die Nord- oder Ostsee angrenzen, hat dieses Nachhaltigkeitsziel wenig bis keine Bedeutung, und kann daher vernachlässigt werden. Auch verschiedene Industriezweige, global wie lokal agierend, staatliche Institutionen, wie Schulen, Universitäten und öffentliche Verwaltungen, sowie Dienstleistungssektoren können sich aus der Vielzahl von SDGs und ihren Zielvorgaben, die auswählen, mit denen die besten Nachhaltigkeitserfolge erzielt werden können. Hierbei kann es sich um Umweltfragen, die Gleichstellung am Arbeitsplatz oder die Chancengleichheit im Bildungswesen handeln, um nur drei von vielen Optionen zu nennen. Wichtig ist, dass sich jedes Land, jede Firma oder jede Institution bewusst ist, in welcher Weise eine Festlegung auf ein bestimmtes SDG, zu Einschränkungen anderer SDGs führt. Daher muss, bevor eine Entscheidung bzgl. eines konkreten Nachhaltigkeitsziels getroffen werden kann, eine Risikoabschätzung durchgeführt werden. Nur so kann garantiert werden, dass insgesamt die Vorteile überwiegen und sich Einschränkungen anderer SDGs in einem akzeptierbaren Rahmen bewegen.

Dies wird auch aus dem *„Bericht über die Umsetzung der Agenda 2030 für nachhaltige Entwicklung"* deutlich, der im Juni 2021 veröffentlich wurde[2]. Hierbei handelt es sich um einen sogenannten *„freiwilligen Staatenbericht"*, in dem die deutsche Bundesregierung ihre Nachhaltigkeitsstrategie erläutert. In diesem wird ausgeführt, dass die Bundesregierung eine Transformation vollziehen muss, damit die Ziele der *Agenda 2030* erreicht werden können. Um dies zu bewerkstelligen, sind die folgende 6 Transformationsbereiche für die Bundesrepublik von maßgeblicher Bedeutung:

1. *Menschliches Wohlbefinden und Fähigkeiten, soziale Gerechtigkeit*
2. *Klimaschutz und Energiewende*
3. *Kreislaufwirtschaft*
4. *Nachhaltiges Bauen und Verkehrswende*
5. *Nachhaltige Agrar- und Ernährungssysteme*
6. *Schadstofffreie Umwelt*

---

[2] www.bundesregierung.de/breg-de/service/publikationen/bericht-ueber-die-umsetzung-der-agenda-2030-fuer-nachhaltige-entwicklung-1942880 (eingesehen November 2021).

Zu jedem dieser Transformationsbereiche wurde von der Bundesregierung eine spezielle Strategie entwickelt, mit der die Umsetzung der SDGs erzielt werden soll. Um diese Strategien in die Wege leiten zu können, muss u. a. auch berücksichtigt werden, dass die geplanten Maßnahmen nicht nur mit deutschen Interessen, sondern auch mit ihren internationalen Aktivitäten im Einklang zu bringen sind. Insbesondere sei für Deutschland die europäische Zusammenarbeit unverzichtbar, so der freiwillige Staatenbericht[3].

Daher lohnt es sich, einen Blick auf die Maßnahmen der Europäischen Union zu werfen, mit denen die Ziele der *Agenda 2030* am besten umgesetzt werden können. Diese werden in einem *„Bericht über nachhaltige Entwicklung in Europa 2020"* (Europe Sustainable Development Report oder ESDR 2020) beschrieben, der im Dezember 2020 in Zusammenarbeit mit dem *Institute for European Environmental Policy* (IEEP) und dem *Sustainable Development Solutions Network* (SDSN) publiziert wurde[4]. Um in Europa eine optimale Nachhaltigkeitspolitik betreiben zu können, wurden ebenfalls 6 Transformationsbereiche vorgeschlagen, die sich allerdings deutlich von denen der deutschen Bundesregierung unterscheiden. Sie lauten wie folgt:

1. *Bildung, Fähigkeiten und Innovation (Education, Skills and Innovation)*
2. *Nachhaltige Energie (Sustainable Energy)*
3. *Nachhaltige Gemeinschaften, Mobilität und Wohnungsbau (Sustainable Communities, Mobility and Housing)*
4. *Nachhaltige Lebensmittelproduktion, gesunde Ernährung und Schutz der Biodiversität (Sustainable Food Production, Healthy Diets, and Biodiversity Protection)*
5. *Saubere und zirkuläres Wirtschaften ohne Umweltverschmutzung (Clean and Circular Economy with Zero Pollution)*
6. *Digitale Transformation (The Digital Transformation)*

Im Gegensatz zu den Zielsetzungen der Bundesrepublik unterstehen die 6 vorgeschlagenen Transformationsbereiche des ESDR 2020 Reports dem Motto *„Leave no one behind"* (Lass niemanden zurück). Mit diesem Grundsatz soll zum Ausdruck gebracht werden, dass es immer noch große Ungleichheiten innerhalb der europäischen Staaten gibt. Hierzu zählen z. B. extreme Armut, eingeschränkter

---

[3] www.bundesregierung.de/breg-de/service/publikationen/bericht-ueber-die-umsetzung-der-agenda-2030-fuer-nachhaltige-entwicklung-1942880 (eingesehen November 2021).

[4] www.sdgindex.org/reports/europe-sustainable-development-report-2020/ (eingesehen November 2021).

Zugang zu medizinischen und sozialen Dienstleistungen, Geschlechtsdiskriminierung, ungerechte Einkommen und ungleiche Bildungschancen. Aus diesen und weiteren Parametern wurde für Europa ein *Leave no one behind (LNOB)* Index erstellt[5]. Der europäische Vergleich zeigt, dass Norwegen, Finnland und Island die Indexliste anführen. Deutschland liegt abgeschlagen hinter der Schweiz (Platz 7) und Österreich (Platz 8) auf Platz 11. Am Ende der Tabelle sind Länder wie Griechenland (Platz 29), Bulgarien (Platz 30) und Rumänien (Platz 31) zu finden[6]. In den letztgenannten Ländern gibt es beispielsweise immer noch eine Großzahl von Einwohnern und Einwohnerinnen mit einem Einkommen unterhalb der Armutsgefährdungsschwelle und Menschen, die aufgrund ihrer finanziellen Lage, keinen Zugang zu einer medizinischen Versorgung haben. Auch in Bezug auf die Gleichstellung von Andersdenkenden in der Gesellschaft, sowie bei der Einführung von gerechten Einkommen, gibt es in vielen europäischen Ländern noch deutlichen Nachholbedarf.

Die Autoren und Autorinnen des ESDR 2020 Reports haben zudem festgestellt, dass es immer noch zu viele Einwohner und Einwohnerinnen in Europa gibt, die kein menschwürdiges Leben führen können. Daher, so der Report, muss die europäische Gemeinschaft, hier besondere Hilfe leisten, um die SDGs der *Agenda 2030* erfüllen zu können. In dem *freiwilligen Staatenbericht* der deutschen Bundesregierung wird zwar auch die zentrale Bedeutung des *„Lass niemanden zurück"* (leave no one behind) erwähnt, aber es werden keine konkreten Überlegungen in Erwägung gezogen, wie unterschiedliche Randgruppen in die Gesellschaft integriert werden können. Stattdessen soll in Transformationsbereiche wie Energie, Kreislaufwirtschaft, Wohnen, Verkehr, Ernährung und Landwirtschaft investiert werden. Es ist somit auffällig, dass es der Bundesregierung mehr um strukturelle und wirtschaftliche Maßnahmen geht als um die Interessen von einzelnen Personen.

Es gibt mehrere Gründe, die zu einer unterschiedlichen Gewichtung von Transformationsbereichen beitragen können. So ist beispielsweise die Gleichstellung der Geschlechter in Deutschland wesentlich weiter vorangeschritten, als in vielen anderen europäischen Staaten und auch in Bezug auf die Respektierung von Minoritäten ist Deutschland in Vergleich zu anderen Ländern eher tolerant. Deutschland hat eine Krankenversorgung und ein Sozialsystem, das gegenüber

---

[5] https://eu-dashboards.sdgindex.org/map/leave-no-one-behind   (eingesehen   November 2021).

[6] https://eu-dashboards.sdgindex.org/rankings/leave-no-one-behind (eingesehen November 2021).

anderen Ländern gut aufgestellt ist. Kritik an der Auswahl der 6 von der Bundes-republik ausgewählten Transformationsbereichen ist dennoch durchaus berechtigt. Deutschland ist auf dem *LNOB Index* nur im unteren ersten Drittel zu finden. Daher besteht immer noch enormes Entwicklungspotenzial, um mit Ländern wie Norwegen und Finnland gleichziehen zu können. Auch ist kaum verständlich, dass die Digitalisierung bisher eine so geringe Rolle in der Planung der Bun-desregierung gespielt hat, da insbesondere in Notsituationen wie z. B. durch die Coronapandemie oder bei Umweltkatastrophen, Länder mit einer avancier-ten digitalen Infrastruktur Krisen deutlich besser gemeistert haben. Hier wäre ein stärkerer Fokus durchaus notwendig, da Deutschland bei der Digitalisierung, wenn überhaupt, nur europäisches Mittelmaß ist.

Die optimale Auswahl an SDGs

Ideen hätte ich schon, aber mit der Durchführung hapert es leider im Moment.
Spock[1]

Es ist offensichtlich, dass die Transformationsbereiche, die im ESDR 2020 Report beschrieben werden, mehr im Sinne der *Agenda 2030* sind als die des *freiwilligen Staatenberichts* der deutschen Bundesregierung. Wieso ist dies der Fall und warum können Gewichtungen so unterschiedlich ausfallen? Die Frage ist relativ einfach zu beantworten: Der ESDR 2020 Report wurde, wie bereits erwähnt, von Experten und Expertinnen zweier Forschungsinstitute erstellt, das *Institute for European Environmental Policy* (IEEP) und das *Sustainable Development Solutions Network* (SDSN). Das IEEP ist ein unabhängiges und gemeinnütziges Zentrum für europäische Umweltpolitik, in dem Experten und Expertinnen aus Europa tätig sind. Es bezeichnet sich selbst als einen *„sustainability think tank"* (Denkfabrik für Nachhaltigkeit), das mit Interessenvertretern und Interessenvertreterinnen aus EU-Institutionen, internationalen Gremien, Hochschulen, Zivilgesellschaft und Industrie zusammenarbeitet, um eine wirkungsorientierte Nachhaltigkeitspolitik in der EU und weltweit voranzutreiben[2]. Auch SDSN ist eine unabhängige Einrichtung. Das Netzwerk wurde 2012 vom damaligen UN-Generalsekretär Ban Ki-moon mit der Intention gegründet, Nachhaltigkeitsziele besser durchsetzen zu können. Zu den Mitgliedern des SDSN zählen die weltweit anerkanntesten Koryphäen, die sich für eine verbesserte globale und nachhaltige Entwicklung einsetzen[3].

---

[1] Raumschiff Enterprise: Das Spukschloß im Weltraum.

[2] https://ieep.eu/ (eingesehen November 2021).

[3] www.unsdsn.org (eingesehen November 2021).

H. Herwald, *Agenda 2030 – Bildung,* essentials,
https://doi.org/10.1007/978-3-662-64845-2_7

Da der ESDR 2020 Report von Experten und Expertinnen dieser beiden Institutionen verfasst worden ist, unterliegt er nicht politischen Auflagen, Sachverhalte schönreden zu müssen. Vielmehr ist es seine Aufgabe, die bereits erreichten Ziele kritisch zu analysieren und hoch ambitionierte Visionen zu entwickeln. Der *freiwillige Staatenbericht* dahingegen wurde von der Bundesregierung erstellt. Beim Lesen des Berichts drängt sich der Verdacht auf, dass viele Maßnahmen nicht ausgewählt wurden, weil sie eine Konsequenz einer nachhaltigen *Agenda 2030*-Politik sind, sondern nur, weil sie eine Komponente enthalten, die man einem SDG zuordnen kann. Sehr wahrscheinlich wären diese Maßnahmen auch ohne eine *Agenda 2030* beschlossen worden. Es wäre daher besser gewesen, wenn ein übergeordnetes Gesamtkonzept wie beispielsweise *„Lass niemanden zurück"* (leave no one behind) bei der Auswahl der Transformationsbereiche als Vorlage gedient hätte. Ein kritischerer Umgang mit den eigenen Leistungen und die Forderung nach ambitionierteren Zielen wäre hier sicherlich besser angebracht gewesen statt Selbstlob. Daher liest sich der Bericht eher wie eine Werbung in eigener Sache und nicht wie ein Dokument, das sich mit den eigentlichen Zielen der *Agenda 2030* befasst. Aus Sicht der Bundesregierung macht es Sinn, sich im Besten Licht darzustellen und so auf nationaler und internationaler Bühne Pluspunkte sammeln zu können. Letztendlich handelt es sich auch nur um einen freiwilligen Bericht, der für die Bundesregierung im Vergleich zu vielen anderen Entscheidungen und Beschlüssen weder politisch, wirtschaftlich, gesellschaftlich noch anderweitig von besonderer Bedeutung ist.

Was macht den Unterschied?

Wenn Veränderungen unvermeidlich, vorhersehbar und nützlich sind, verlangt die Logik dann nicht, dass sie ein Teil davon sind?
James T. Kirk[1]

Um globale Maßnahmen im Sinne einer besseren und nachhaltigeren Zukunft durchzusetzen, ist ein weltweites Umdenken erforderlich. Der ESDR 2020 Report beispielsweise ist ein Dokument, in dem unter großem Aufwand Fakten aus ganz Europa zusammengetragen und ausgewertet wurden. Wie bereits beschrieben, wurde diese Arbeit von zwei unabhängigen Institutionen und kompetenten Expertenteams, die über ein breites Spektrum an Wissen und Erkenntnissen verfügen, erstellt. Auch wenn die Auswertung der Daten zu offensichtlichen Zielvorgaben führt, haben die Autoren und Autorinnen kein Mandat, ihre Vorschläge in die Praxis umzusetzen. Was aber nützen dann die besten Empfehlungen, wenn sie nicht realisiert werden können? Leider haben alle vorherigen Bemühungen der Vereinten Nationen gezeigt, dass trotz der vielen Gipfel und Abschlusserklärungen, so ambitioniert sie auch waren, sich die weltweite Lage verschlechtert hat und keine globalen Verbesserungen in naher Sicht sind. Die Zukunft zu gestalten ist ein Prozess, der nur stufenweise erreicht werden kann. Er benötigt nicht nur einen initialen Anstoß, wie einen ESDR 2020 Report mit konkreten Vorschlägen zur Implementierung der SDGs in Europa, sondern auch eine Konzeption, wie diese Ziele angegangen und umgesetzt werden können. Zwar ist Papier geduldig, aber beim Versuch einer Umsetzung der geforderten Maßnahmen stößt man oft

---

[1] Star Trek Enterprise: Mirrow, Mirrow.

© Der/die Autor(en), exklusiv lizenziert durch Springer-Verlag GmbH, DE, ein Teil von Springer Nature 2022
H. Herwald, *Agenda 2030 – Bildung,* essentials,
https://doi.org/10.1007/978-3-662-64845-2_8

auf unüberwindbaren Widerstand. Insbesondere, wenn Änderungen einen Paradigmenwechsel erfordern, wie auch bei der *Agenda 2030,* kann die Gegenwehr
so groß sein, dass sinnvolle Handlungsschritte unterbunden werden.

Wie aber lässt sich ein Paradigmenwechsel bewerkstelligen? Nach Thomas
S. Kuhn (1922–1996) können in der Wissenschaft Paradigmenwechsel nur nach
einer Krise stattfinden. Der amerikanische Physiker und Wissenschaftsphilosoph
entwickelte in seinem Buch *„Die Struktur wissenschaftlicher Revolutionen"*[2]
ein Model, in dem er beschreibt, wie ein bestehendes und etabliertes wissen-
schaftliches Konzept durch ein anderes ersetzt werden kann. Hierzu bedarf es
einer *„vor-paradigmatischen Phase",* einer *„Normalwissenschaft",* einer *„Krise"* und einer *„wissenschaftlichen Revolution".* Kuhn geht davon aus, dass in der
vor-paradigmatischen Phase Konzepte entwickelt wurden, mit denen sich nach
derzeitigem Wissensstand wissenschaftliche Probleme erklären lassen. Kann sich
eines dieser Konzepte durchsetzen, bezeichnet Kuhn dies als die Entstehung einer
Normalwissenschaft. Jedes Model hat jedoch seine Limitationen und so können
mit der Zeit neue Erkenntnisse entstehen, die der aktuellen *Normalwissenschaft*
widersprechen. Zu Beginn werden die neuen Ergebnisse oft von Verfechtern und
Verfechterinnen der *Normalwissenschaft* infrage gestellt und ignoriert. Wenn sich
die Anzahl der *Anomalien,* wie Kuhn es bezeichnet, ständig erhöht, kann es zu
einer Situation kommen, in der die aktuelle *Normalwissenschaft* nicht mehr trag-
fähig ist. Kuhn spricht dann von einer *Krise,* die zu einer *wissenschaftlichen
Revolution* mit verschiedenen *vor-paradigmatischen* Modellen führen kann, von
denen sich eines mit großer Wahrscheinlichkeit durchsetzen wird.

Momentan leben wir in einer Zeit, die durch eine ständig wachsende Anzahl
sich anbahnender Krisen geprägt ist. Wenn man das Paradigmenkonzept von
Kuhn auf die heutige Situation überträgt und seine Definition von *„Nor-
malwissenschaften"* auf aktuelle Problembereiche wie *„politische Ideologien",*
„Wachstumsdenken", „Klimapolitik", „Globalisierung" oder *„Neoliberalismus"*
anwendet, besteht kein Zweifel, dass uns in naher Zukunft gleich mehrere Revolutionen bevorstehen, die unsere Welt vor sehr große Herausforderungen stellen
werden. Es ist jedoch offensichtlich, dass die Weltgemeinschaft, trotz vieler mah-
nender Stimmen von Experten und Expertinnen aus Wissenschaft, Wirtschaft,
Politik und vielen anderen Bereichen an ihrem Marschroute festhalten wird. Veränderungen müssen aber stattfinden, da eine Fortsetzung des derzeitigen Kurses,
die Anzahl unwiderrufliche Schäden weiter vorantreiben wird und wir uns einem

---

[2] Kuhn, T.S.: Die Struktur wissenschaftlicher Revolutionen. Suhrkamp, Frankfurt a. M.
(1976) Kuhn, T.S.

Zustand nähern, in dem wir unseren eigenen Lebensraum unwiederbringlich zerstören.

Um diese Entwicklung aufzuhalten, reicht es nicht, einen Paradigmenwechsel in den derzeitigen Machtstrukturen zu bewirken. Es muss auch eine Bereitschaft in der Bevölkerung entstehen, sich auf die Konsequenzen von Paradigmenwechsel einzustellen. Dies kann jedoch nur über Einsicht erreicht werden und beinhaltet daher einen gesellschaftlichen Bildungsauftrag. Für die Ziele der *Agenda 2030* bedeutet dies, dass jedes Land, so auch Deutschland, einen enormen Einsatz leisten muss, um ein Verantwortungsbewusstsein in der Bevölkerung für ein nachhaltiges Leben aufzubauen.

Bildung und *Agenda 2030*

9

Ihr wisst also, dass die Furcht vor dem Unbekannten für uns die größte Gefahr bedeutet. Es gibt aber nichts unbekanntes, höchstens Dinge, die für uns noch oder vorübergehend unverständlich sind.
James T. Kirk[1]

Im Januar 2020 veröffentlichte die *Global Survey* einen von der Bundesrepublik Deutschland in Auftrag gegebenen Ergebnisbericht zur Nachhaltigkeit und dem Bekanntheitsgrad der SDGs[2]. Die Auswertung zeigt, dass es für Deutschland deutlichen Nachholbedarf gibt. So geht aus dem Bericht hervor, dass der tatsächliche Bekanntheitsgrad der 17 SDGs in der deutschen Bevölkerung nur bei ca. 37 % liegt und kaum ein Bürger oder eine Bürgerin mit der Bedeutung und den Zielen der *Agenda 2030* vertraut sind. Um diesem Defizit entgegenzuwirken, fordern die Autoren und Autorinnen in ihrem Bericht, dass sich nicht nur die Bundesregierung, sondern auch Bildungs- und Forschungseinrichtungen sowie Unternehmen ihrer Verantwortung nachkommen sollen und sie in ihren jeweiligen Organisationen entsprechende Informationskampagnen zur Nachhaltigkeit und der *Agenda 2030* einführen. Hierzu sind jedoch übergreifende Bildungskonzepte notwendig, die alle Beteiligten gemeinsam in die Pflicht nehmen. Der Ergebnisbericht schlägt deshalb vor, dass die Bundesregierung in Kooperation mit der Wirtschaft und Bildungsinstitutionen sowie mit Vertretern und Vertreterinnen der Zivilgesellschaft und den Medien Pläne erarbeitet, mit denen die 17 SDGs in das alltägliche Leben integriert werden können. Denn nur, wenn in Deutschland, wie auch in anderen

---

[1] Raumschiff Enterprise: Pokerspiele.

[2] www.globalsurvey-sdgs.com/wp-content/uploads/2020/01/20200123_SC_Global_Survey_Result-Report_english_final.pdf (eingesehen November 2021).

H. Herwald, *Agenda 2030 – Bildung,* essentials, https://doi.org/10.1007/978-3-662-64845-2_9

37

Ländern, das Bewusstsein für ein nachhaltiges Umdenken vorhanden ist, können die längst notwendigen Paradigmenwechsel vorgenommen werden.

Eine Bewusstseinsveränderung, die den Bürgern und Bürgerinnen die Bedeutung der *Agenda 2030* näher bringen soll, kann nur über Bildungsmaßnahmen erreicht werden, die sich an alle Teile der Bevölkerung richtet. Aber wie können derartige Maßnahmen so erfolgreich umgesetzt werden, dass sie zu einem Umdenken führen? Dies kann zum einem durch eine nachhaltige Wertevermittlung erfolgen, zum anderen aber über einen Appell an die Verantwortungsbereitschaft. Beide Maßnahmen können maßgeblich sowohl in privaten als auch in öffentlichen Bereichen zum Gelingen der *Agenda 2030* beitragen. Daher müssen die wohlhabenderen Staaten, so auch Deutschland, eine Vorbildfunktion einnehmen. Denn wirtschaftlich schwache Länder verfügen nicht über die finanziellen Möglichkeiten, entsprechende Initiativen in die Wege zu leiten.

Die skandinavischen Länder leisten hier exemplarische Arbeit, die Anlass zur Hoffnung gibt. So ist der Bekanntheitsgrad der *Agenda 2030* in der skandinavischen Bevölkerung deutlich höher als in Deutschland. Ein Grund dafür liegt in der Lokalpolitik[3]. Viele wichtige Entscheidungen, welche die Nachhaltigkeit betreffen, wie z. B. die Infrastruktur, die Abfallwirtschaft oder die sozialen Dienste, werden in den meisten skandinavischen Ländern nach demokratischen Prinzipien von kommunalen Gremien getroffen. Damit die Bevölkerung in die Entscheidungsprozesse mit einbezogen werden kann, halten die Gemeinden ihre Treffen häufig in öffentlichen Einrichtungen, wie Bibliotheken, Schulen oder Museen, ab. Dadurch wird nicht nur gewährleistet, dass ein Vertrauen mit der jeweiligen örtlichen Gemeinschaft aufgebaut werden kann, sondern es werden auch die Einwohner und Einwohnerinnen vor Ort direkt in Entscheidungen einbezogen.

Um die 17 SDGs auf lokaler Ebene umzusetzen, haben einige dänische und schwedische Städte und Gemeinden einen ganzheitlichen Ansatz gewählt. So auch Malmö, eine Stadt mit ca. 330.000 Einwohnern und Einwohnerinnen, die im Südwesten Schwedens liegt. Bereits kurz nach Verabschiedung der *Agenda 21* in den 1990er Jahren begann Malmö, eine nachhaltige Lokalpolitik umzusetzen. Die Erfolge blieben nicht aus. Denn bereits 2010 gehörte Malmö zu einer der ersten Städte der Welt, in der eine Kommission für soziale Nachhaltigkeit eingerichtet wurde[4]. Auch noch heute ist ein ganzheitlicher Ansatz zur Umsetzung der

---

[3] www.norden.org/sv/publication/agenda-2030-och-hallbarhetsmalen-pa-lokal-niva (eingesehen November 2021).

[4] https://nordregio.org/publications/global-goals-for-local-priorities-the-2030-agenda-at-local-level/ (eingesehen November 2021).

Nachhaltigkeitsziele in Malmö von großer Bedeutung. Dies wird auch im *„Freiwilligen Bericht der Stadt Malmö"* (Voluntary local review City of Malmö), der im Juni 2021 veröffentlich wurde, deutlich[5]. In ihrem Vorwort schreibt die derzeitige Bürgermeisterin, Katrin Stjernfeldt Jammeh (geb. 1974), *„dass die Stadt nur dann als Ganzes und nachhaltig errichtet werden kann, wenn alle Perspektiven integriert sind und miteinander zusammen arbeiten. … Was auf der anderen Seite der Welt passiert, beeinflusst uns hier, und was wir auf lokaler Ebene tun, hat globale Auswirkungen.".* Für die Bürgermeisterin gehen somit die Bestrebungen, ein nachhaltiges Malmö zu schaffen und langfristig an einer nachhaltigen Welt mitzuwirken, Hand in Hand und lassen sich nicht voneinander trennen. Dass Malmö diesen Weg eingeschlagen hat, war eine bewusste strategische Entscheidung, die in enger Zusammenarbeit mit der lokalen Wirtschaft und der Zivilgesellschaft beschlossen wurde. Inzwischen gibt es eine Reihe von Erfolgen zu vermelden, wie das Beispiel der Universität Malmö zeigt. Diese wurde 1998 als eine Fachhochschule gegründet und 2018 in eine Universität umgewandelt. Mittlerweile studieren dort mehr als 24.000 Studenten. Da die Studiengänge in englischer Sprache abgehalten werden, ist die Universität international ausgerichtet. So ist es nicht verwunderlich, dass ca. ein Drittel aller Studierenden aus anderen Ländern zum Studieren nach Malmö gezogen sind. Auch bzgl. der Konzeption der Studiengänge ist der ganzheitliche Aspekt unverkennbar. So kann man an der Universität keine *technische Fakultät* oder *medizinische Fakultät* finden, sondern es gibt stattdessen eine *Fakultät für Technologie und Gesellschaft*, eine *Fakultät für Kultur und Gesellschaft* und eine *Fakultät für Gesundheit und Gesellschaft.*

Nicht nur auf universitärer, sondern auch auf schulischer Ebene plant Malmö, ein nachhaltiges Bildungssystem aufzubauen. Es werden beispielsweise Konzepte entwickelt, um die *Agenda 2030* in städtische Schulen einzubinden. Dazu findet ein kontinuierlicher Dialog mit engagierten Lehrkräften, Schulleitern und Schulleiterinnen, sowie mit einer Reihe wichtiger Stakeholder aus dem lokalen Umfeld statt[6]. Auch hier gibt es inzwischen erste messbare Erfolge zu verzeichnen, wie beispielsweise *„Malmö Schulen für eine nachhaltige Entwicklung"* (Malmöskolor för hållbar utveckling), ein Pilotprojekt das 2019 und 2020 in Zusammenarbeit mit der *schwedischen Gesellschaft für Naturschutz* (Naturskyddsföreningen) durchgeführt wurde. Zielsetzung hierbei war es, einen ganzheitlichen Ansatz für eine aktive und langfristige Nachhaltigkeitsarbeit an Schulen zu erarbeiten. Dazu wurden Pläne für Kompetenzentwicklung des Lehrpersonals entwickelt, die interdisziplinären Arbeiten erleichtern, den Schülereinfluss erhöhen und eine

---

[5] https://sdgs.un.org/topics/voluntary-local-reviews (eingesehen November 2021).

[6] https://sdgs.un.org/topics/voluntary-local-reviews (eingesehen November 2021).

Zusammenarbeit mit umgebenden gesellschaftlichen und politischen Einrichtungen ermöglichen. Drei Schulen nahmen an diesem Pilotprojekt teil. Jede Schule hat eigene Programme entwickelt, die sich z. B. mit umweltpolitischen Themen wie Müll- und Abfallbeseitigung und klimaneutrale Schulbetriebe beschäftigen. Auch Problembereiche wie Diskriminierung, Rassismus und Antisemitismus oder gesellschaftliche Themen wie Gesundheit und Lifestyle wurden bearbeitet. Eine Untersuchung der *schwedischen Gesellschaft für Naturschutz* hat ergeben, dass mit diesen Maßnahmen bei 94 % der beteiligten Schülerschaft ein besseres Bewusstsein für die Nachhaltigkeitsziele erreicht wurde.

Damit der Bekanntheitsgrad der *Agenda 2030* in allen Teilen der Bevölkerung erhöht werden kann, setzt Schweden auf Aufklärungskonzepte wie *Glokales Schweden* (globales + lokales). Es handelt sich dabei um ein Bildungs- und Kommunikationsprojekt, das sich zum Ziel gesetzt hat, Wissen und Engagement für die *Agenda 2030* bei Politikern und Politikerinnen sowie bei Beamten und Beamtinnen in Gemeinden und Provinzen zu stärken. Das Projekt entstand aus einer Initiative der schwedischen Vertretung der Vereinten Nationen, dem Internationalen Zentrum für lokale Demokratie (eine schwedische gemeinnützige Organisation mit Sitz in Stockholm) und Repräsentanten von schwedischen Gemeinden und Provinzen. *Glokales Schweden* führt Schulungen mit beteiligten Partnern durch, organisiert Online-Trainings und stellt digitales Material in Form von Filmen, Newslettern und Arbeitsmaterialien zur Verfügung. Sinn und Zweck dieser Aktionen ist es, die nötigen Voraussetzungen in Gemeinden und Provinzen zu schaffen, mit denen die Ziele der *Agenda 2030* in der Zivilgesellschaft implementiert werden können. Die schwedische Vertretung der Vereinten Nationen berichtete 2020, dass mehr als 6000 Politiker und Politikerinnen sowie Mitarbeiter und Mitarbeiterinnen von Gemeinden und Regionen an Schulungen von *Glokalem Schweden* teilgenommen haben. Eine Umfrage ergab, dass 95 % aller Schulungsteilnehmer und Schulungsteilnehmerinnen sich besser über die Ziele und Umsetzung der einer nachhaltigen Politik informiert fühlten, und 98 % der Befragten erklärten, dass sie von dem Gelernten profitiert hätten[7]. Das Programm wurde 2018 ins Leben gerufen, und bereits nach 3 Jahren waren 163 Gemeinden (56 %) und 18 Provinzen (86 %) Teil des Projektes.

Die Stadt Malmö nahm bereits vor 2018 an einer *Glokalen Schweden* Pilotstudie teil und ist inzwischen auch Mitglied der aktuellen Beratergruppe. Es wurden Projekte angeregt, wie die *Glokale Volkshochschule,* die gemäß dem Motto *„wir denken global und agieren lokal"* eine Vielzahl von Kursen anbietet und sich

---

[7] https://fn.se/aktuellt/glokala-sverige/ulrika-freij-knyter-ihop-glokala-sveriges-forsta-tre-ar/ (eingesehen November 2021).

in sozialen und politischen Projekten engagiert, um so einen Beitrag zu einer nachhaltigen gesellschaftlichen Entwicklung leisten zu können[8]. Diese Beispiele zeigen, dass ein umsichtiges Konzept in Malmö von langer Hand geplant wurde und eine Reihe von strategischen Entscheidungen zur Nachhaltigkeit so implementiert werden. Damit dieses ganzheitliche Konzept auch den Mitbürgern und Mitbürgerinnen zugänglich und verständlich wird, muss in Bildung investieret werden. Denn nur so kann gewährleistet werden, dass politische Maßnahmen zur *Agenda 2030* auch lokal umgesetzt werden können.

---

[8] www.glokala.se (eingesehen November 2021).

Vom humboldtschen Bildungsideal zum Weltbürgertum

10

Es ist Zeit, dass sie lernen, dass einem die Freiheit nicht geschenkt wird. Man muss sie sich verdienen.
James T. Kirk[1]

Inzwischen hat der Begriff *„Glokalisierung"* auch in dem deutschen Sprachgebrauch Einzug gehalten. Wie auch in Schweden, bezeichnet er *„die Auswirkung globaler Effekte auf die regionale Ebene sowie deren Zusammenhänge. Dabei kann der Begriff der Glokalisierung verschiedene Dimensionen aufgreifen: kulturelle, ökonomische, politische und soziologische."*[2]. Auch wenn Begriffe wie *„Glokalisierung"* oder *„glokal"* erst Ende der 1990er Jahre verwendet wurden, kann man *glokales* Gedankengut schon viel früher in der deutschen Geschichte finden. Ihre berühmtesten und vielleicht auch wichtigsten Vertreter sind Wilhelm (1767–1835) und Alexander (1769–1859) von Humboldt. Die beiden Brüder verkörpern wie kein anderes Geschwisterpaar sowohl einen lokalen als auch einen globalen Bildungsgedanken. Wilhelm von Humboldt steht für eine weltoffene und kosmopolitische Bildungsphilosophie, die in Deutschland bis heute nicht an Aktualität verloren hat. Alexander von Humboldt, der mehr als 70 Jahre lang die Welt bereiste, zählt heute zu einem der ersten Pioniere des Umweltschutzes, der Globalisierung und der Nachhaltigkeit.

Beide Brüder sind Söhne des preußischen Offiziers Alexander Georg von Humboldt (1720–1779) und von Marie-Elisabeth von Humboldt (1741–1796). Die Mutter, eine geborene Colomb, war in erster Ehe mit Friedrich Ernst Freiherr

---

[1] Raumschiff Enterprise: Landru und die Ewigkeit.

[2] www.ikud.de/glossar/glokalisierung.html (eingesehen November 2021).

von Holwede (1723–1765) verheiratet. Als dieser fünf Jahre nach Eheschlie-
ßung kinderlos verstarb, hinterließ er seiner Frau ein erhebliches Vermögen,
u. a. auch das Schloss Tegel. Das Erbe und der damit verbundene Wohlstand
ermöglichten der Familie von Humboldt, die Sommer auf Schloss Tegel und die
Winter in ihrer Berliner Stadtwohnung zu verbringen. Von früher Kindheit an,
war es den Eltern wichtig, dass ihren Söhnen eine breitgefächerte Ausbildung
zukam und sie im Sinne der Aufklärung erzogen wurden. Da die Familie über
die nötigen finanziellen Mittel verfügte, wurden Alexander und Wilhelm von
anerkannten Privatlehrern unterrichtet. Zu den Unterrichtsfächern zählten u. a.
Sprachen (Französisch, Latein und Altgriechisch), Mathematik und Geschichte.
In späteren Jahren erhielten die Brüder zudem auch Lektionen in Philosophie
sowie in Rechts- und Staatswissenschaften. Nach ihrer häuslichen Ausbildung
zog es beide Brüder nach Frankfurt an der Oder, wo sie an der Universität
Viadrina studierten. Während Wilhelm sich den Rechtswissenschaften zuwandte,
widmete sich Alexander dem Studium der Kameralistik (Staatswirtschaftslehre).
Nach nur einem Jahr wechselte Wilhelm von Humboldt zur Göttinger Georg-
August-Universität, an der er neben den Rechtswissenschaften auch Philosophie,
alte Sprachen und Geschichte studierte. Nach seinem Studium folgten mehrere
Bildungs- und Studienreisen sowie längere Aufenthalte in Jena, Paris, Rom und
Wien. Auch wenn er das Reisen genoss, so zog es ihn immer wieder zurück in
Richtung Berlin. 1820 beschloss Wilhelm von Humboldt das Reisen aufzugeben
und machte Schloss Tegel zu seinem permanenten Wohnsitz. Dort beschäftigte er
sich bis zu seinem Tode im Jahr 1835 hauptsächlich mit sprachphilosophischen
Themen[3].

Alexander von Humboldt wechselte ebenfalls nach einem einjährigen Studium
an der Universität Viadrina zur Göttinger Georg-August-Universität. Doch Göt-
tingen sollte nicht seine letzte Station sein. Es folgten Studienaufenthalte an den
Universitäten in Hamburg und Freiberg. Bereits 1796 begann er mit den Planun-
gen für seine erste Weltreise. Diese sollte ihn drei Jahre später nach Amerika
führen, wo er zusammen mit dem französischen Naturforscher Aimé Bonpland
(1773–1858) fünf Jahre verbrachte. Es folgten viele weitere Reisen u. a. in andere
Gebiete Amerikas, Asiens und innerhalb Europas. Bis kurz vor seinem Tod mit
fast 90 Jahren war Alexander von Humboldt vom Ehrgeiz getrieben, immer wieder neue Länder zu erkunden. All dies wurde wissenschaftlich in einer fast
unendlichen Anzahl von Büchern, Artikeln, Essays, Zeichnungen und Grafiken

---

[3] Berglar, P.: Wilhelm von Humboldt. Rowohl E-Book Monografie. 2015.

dokumentiert und machte ihn zu einem der berühmtesten Wissenschaftler seiner Zeit[4]. Ein Ruhm, der ihm auch heute noch zu Teil wird.

Auch wenn Alexander und Wilhelm von Humboldt sehr unterschiedliche Wege einschlugen, verband sie eine Begierde nach Wissen, der sie auf ihre jeweils eigene ganz persönliche Weise sehr erfolgreich nachgingen. Beide haben das Ende des 18. Jhd. und den Beginn des 19. Jhd. daher maßgeblich geprägt. Ein wichtiger Grundstein für die beiden doch sehr unterschiedlichen Werdegänge wurde durch das Bestreben der Eltern, ihren Kindern eine breitgefächerte Ausbildung zu ermöglichen, gelegt.

Bei der Entwicklung seines Bildungskonzepts spielte dabei für Wilhelm von Humboldt seine Auseinandersetzung mit den Ideen von Immanuel Kant (1724–1804) eine wichtige Rolle. Doch was verbirgt sich hinter dem *humboldtschen Bildungsideal?* Für Wilhelm von Humboldt bedeutete Bildung nicht nur das Aneignen von Wissen. Wissen war für ihn Voraussetzung, sich weiterzuentwickeln, um so bewusst und verantwortungsvoll handeln zu können. Dies spiegelt sich auch in einem seiner Zitate wider: *„Bilde dich selbst, und dann wirke auf andere durch das, was du bist"*[5]. Dieser Satz ist nicht nur das Produkt einer Zeit, die durch die Aufklärung geprägt ist, er macht auch deutlich, wie intensiv er sich mit Immanuel Kant auseinandergesetzt hat. Es ist unverkennbar, dass der kategorische Imperativ *„Handle so, dass die Maxime deines Willens jederzeit zugleich als Prinzip einer allgemeinen Gesetzgebung gelten könne."*[6], für Wilhelm von Humboldt bei der Entwicklung seines Bildungskonzepts von großer Bedeutung war. Für Kant waren moralisches Handeln und Freiheit eng miteinander verknüpft. Nur eine Person, die frei von äußeren Einflüssen ist, kann eine Entscheidung treffen, die aus der reinen Vernunft entstanden ist. Der Freiheitsgedanke von Kant wurde ein wichtiger Grundpfeiler im Bildungsgedanken von Wilhelm von Humboldt. Denn nur über Bildung kann es, laut von Humboldt, einem Menschen gelingen, äußere Einflüsse zu erkennen und sich von ihnen zu befreien. Diese bildungsbedingte Befreiung sei nötig, damit der Mensch sich zu einem autonomen Individuum entwickeln könne und so zu einem Weltbürger werde, der uneigennützig und moralisch handelt. Deshalb war für ihn das Studium der Antike, der Sprachen und der Künste Teil seines Bildungskonzepts. Für Wilhelm von Humboldt kann nur ein ganzheitliches Wissen dazu beitragen, dass ein Mensch seine

---

[4] Kviat Bloch, Sara, Oliver Lubrich und Hubert Steinke (Hrsg.), Alexander von Humboldt. Wissenschaften zusammendenken, Bern: Haupt 2020.

[5] Brief von Wilhelm von Humboldts an Georg Forster. In: Albert Leitzmann: Georg und Therese Forster und die Brüder Humboldt. Urkunden und Umrisse. Bonn (1936).

[6] Kant, Immanuel. Drei Kritiken: Kritik der reinen Vernunft, Kritik der praktischen Vernunft, Kritik der Urteilskraft (German Edition). e-artnow. Kindle Edition. 2019.

Selbstbestimmung ohne äußere Zwänge finde. Aus diesem Grund setzte er sich auch vehement für die akademische Freiheit ein. Denn jede Einflussnahme von außen würde sich negativ auf die Entwicklung eines Individuums auswirken und ihn in der Entfaltung seiner Persönlichkeit beeinträchtigen.

Heute ist das humboldtsche Bildungsideal aktueller denn je, da die Bereitschaft zu einem *glokalen* Denken und Handeln nur über ganzheitliche Bildungskonzepte erlangt werden kann. In einer Zeit, in der wir von äußeren Einflüssen überschwemmt werden und in der *Fake News* ein Teil des täglichen Lebens sind, ist es um so wichtiger, dass sich die Menschheit von suggerierten Meinungen befreit und sich nicht von trügerischen Wertebildern verführen lässt. Die Menge an unwichtigen und großenteils auch falschen Informationen, die im Internet und über soziale Medien von vielen Menschen konsumiert werden, trägt erheblich dazu bei, dass eine Auseinandersetzung mit dem eigenen Selbst kaum noch stattfinden kann. Ein ganzheitlich ausgerichtetes Bildungskonzept kann hier einen wichtigen Auftrag haben, weil es dazu beiträgt, einer Überflutung von äußeren Reizen entgegenzuwirken. Denn ein freier Geist ist in der Lage, aus *reiner Vernunft* Entscheidungen im Sinne der Nachhaltigkeit zu treffen. Wilhelm von Humboldts Vorstellungen eines *autonomen Individuums* und *Weltbürgers* sind daher von großer Bedeutung bei der Durchführung von den Nachhaltigkeitszielen der *Agenda 2030*. Wichtig ist, dass alle in das Bildungskonzept mit eingebunden werden und niemand ausgeschlossen wird *(leave no one behind)*.

Das skandinavische Modell hat gezeigt, dass eine basisdemokratische Einbeziehung von Mitbürgern und Mitbürgerinnen notwendig ist, um auf lokaler Ebene nachhaltig handeln zu können. Dies setzt jedoch mündige Bürger und Bürgerinnen voraus, für die das Wohl ihres Lebensraums bedeutsam ist. Nur wenn es einer Gesellschaft gelingt, dass ihre Mitbürger und Mitbürgerinnen eine Bereitwilligkeit für lokale Nachhaltigkeitsmaßnahmen zeigen, kann ein Bewusstsein für die globalen Ziele der Agenda, gemäß dem Motto *„wir denken global und agieren lokal"*, erreicht werden. Dieser ganzheitliche Ansatz setzt voraus, dass nicht nur Ausbildungsinstitutionen, wie Schulen und Universitäten, einen Bildungsauftrag zu leisten haben, sondern dass auch viele andere Stakeholder mit einbezogen werden müssen. Hierzu zählen z. B. Sportvereine, gemeinnützige Institutionen, kulturelle und religiöse Organisationen, aber auch Arbeitgeber und Geschäftsleute müssen in die Verantwortung gezogen werden.

Mit der Akzeptanz und der Bereitschaft, auf der lokalen Ebene nachhaltig zu handeln, kann in der Bevölkerung ein Verantwortungsbewusstsein auch in Bezug auf die globalen Ziele der *Agenda 2030* vermittelt werden. Wie bereits besprochen, ist es oft nicht möglich, ein SDG umzusetzen, ohne dabei andere einzuschränken. Deshalb muss bei der Durchführung immer eine Abwägung von unterschiedlichen Optionen getroffen werden. Entscheidungen sollten nur dann gefällt werden, wenn man sich über die langfristigen Konsequenzen bewusst ist. Gemäß dem Motto *„Quidquid agis, prudenter agas et respice finem"* (Was auch immer du tust, du mögest klug handeln und berücksichtige das Ende)[7], ist es wichtig, dass man sich nicht nur über die positiven, sondern auch über negativen Folgen im Klaren ist. Findet eine entsprechende Risikoabwägung zu Beginn der Umsetzung der eigentlichen Maßnahmen statt, ist es schon früh möglich, eventuellen negativen Konsequenzen entgegenzuwirken.

Auf globaler Ebene ist es um so wichtiger, dass diese Entscheidungen frei, im Sinne von Humboldt, und ohne manipulative Einflüsse erfolgen. Zurzeit ist dies erschwert, da politische Machtkonstellationen und wirtschaftliche Interessengruppen bewusst Meinungsbilder beeinflussen und längst notwendige Entscheidungen zugunsten einer nachhaltigeren Zukunft verhindern. Hier ist ein Paradigmenwechsel dringend erforderlich. Denn viel Zeit verbleibt uns nicht mehr, da die Folgen des Klimawandels, der Erderwärmung und des Artensterbens irgendwann nicht mehr rückgängig gemacht werden können. Reiche Industrieländer, wie auch Deutschland, stehen hier in der Verantwortung. Denn ihr Konsumverhalten ist zu einem großen Teil für den augenblicklichen Raubbau an der Natur und den daraus resultierenden Umweltschäden verantwortlich. Wenn es in diesen Ländern gelingen sollte, in der Bevölkerung ein Verständnis für lokale Nachhaltigkeitsmaßnahmen zu implementieren, wird dies globale Auswirkungen haben. Daher sind nachhaltige Bildungskonzepte für die Umsetzung der *Agenda 2030* unerlässlich, da sie den Grundstein zu einem Handeln in der Bevölkerung bilden.

---

[7] Gesta Romanorum: Herausgegeben von Hermann Oesterley. Weidmannsche Buchhandlung, Berlin (1872).

Epilog

11

Eure Zukunft liegt im Wissen über das, was der Planet ist. Aber ihr habt nur eine Möglichkeit, euch dieses Wissen zu erwerben.
Spock[1]

Computerlogbuch der Enterprise Sternzeit 5818,4. Wir kehren zurück zum Planeten Ardana, zu der Stadt Stratos und zu den Troglyten. Wie die meisten anderen Folgen der Serie hat auch diese ein Happy End. Captain Kirk und Spock können den Leiter des hohen Rates von Ardana davon überzeugen, die sozialen Ungerechtigkeiten aufzuheben und allen Mitbewohnern und Mitbewohnerinnen Zugang zu Stratos zu gewähren. Sicherlich kann man die politische Situation auf Stratos nicht mit der auf unserem Planeten vergleichen. Es gibt auch auf der Erde keine Politiker, die mit dem Charme eines Captain Kirks, auf ihre ganz eigene unkonventionelle Art und Weise gesellschaftliche Strukturen über Nacht verändern können. Dennoch gibt die Folge Anlass zur Hoffnung, da sie zeigt, dass Paradigmenwechsel zu einer besseren Welt führen können.

Nicht ohne Grund wird im 4. Nachhaltigkeitsziel der *Agenda 2030* die Notwendigkeit von Bildung herausgestellt. In der SDG heißt es: *„inklusive, gleichberechtigte und hochwertige Bildung gewährleisten und Möglichkeiten des lebenslangen Lernens für alle fördern."*[2]. Vor allem in Unterpunkt 4.7 wird der Bezug zum humboldtschen ganzheitlichen Bildungsideal deutlich. Er lautet: *„Bis 2030 sicherstellen, dass alle Lernenden die notwendigen Kenntnisse und Qualifikationen zur Förderung nachhaltiger Entwicklung erwerben, unter anderem durch Bildung für nachhaltige Entwicklung und nachhaltige Lebensweisen,*

---

[1] Raumschiff Enterprise: Die Wolkenstadt.

[2] https://unric.org/de/17ziele/ (eingesehen November 2021).

© Der/die Autor(en), exklusiv lizenziert durch Springer-Verlag GmbH, DE, ein Teil von Springer Nature 2022
H. Herwald, *Agenda 2030 – Bildung,* essentials,
https://doi.org/10.1007/978-3-662-64845-2_11

Menschenrechte, Geschlechtergleichstellung, eine Kultur des Friedens und der Gewaltlosigkeit, Weltbürgerschaft und die Wertschätzung kultureller Vielfalt und des Beitrags der Kultur zu nachhaltiger Entwicklung."[3]. In dieser Zielvorgabe wird erkennbar, dass Bildung u. a. den Auftrag haben muss, ein Bewusstsein und eine Bereitschaft für ein nachhaltiges Handeln in allen Teilen einer Gesellschaft sicherzustellen. Denn ohne diese Voraussetzungen kann die *Agenda 2030* keine breite Unterstützung finden, und ihre Ziele können weder lokal noch global durchgesetzt werden.

Bildung hat jedoch noch weitere Aufgaben. Eine andere wichtige Funktion wird in Zielvorgabe 4.3 ersichtlich: *„Bis 2030 den gleichberechtigten Zugang aller Frauen und Männer zu einer erschwinglichen und hochwertigen fachlichen, beruflichen und tertiären Bildung einschließlich universitärer Bildung gewährleisten"*[4]. Mit dieser Vorgabe soll verhindert werden, dass soziale Klassenunterschiede entstehen können, wenn bestimmten Teilen einer Gesellschaft das Recht auf Bildung verwehrt bleibt. Auch hier wird deutlich, welche wichtige Bedeutung der Bildung zukommt, wenn es darum geht, unsere Zukunft gerechter und nachhaltiger zu gestalten.

Die *Agenda 2030* ist ein sehr ambitioniertes Unterfangen, um unsere Welt nachhaltiger zu gestalten. Ihre 17 Nachhaltigkeitsziele erfordern eine Bereitschaft zum Umdenken in allen Teilen der Gesellschaft. Viel Zeit hierfür bleibt uns allerdings nicht. Daher ist es von großer Notwendigkeit, dass die Umsetzung von konkreten und nachhaltigen Bildungskonzepten nicht länger hinausgezögert wird. Die Crew des Raumschiffs Enterprise begann ihre Mission im Jahre 2200, soviel Zeit verbleibt uns auf der Erde leider nicht mehr.

---

[3] https://sdg-indikatoren.de/4/ (eingesehen November 2021).

[4] https://sdg-indikatoren.de/4/ (eingesehen November 2021).

Was Sie aus diesem *essential* mitnehmen können

- Hintergründe zur Entstehung der *Agenda 2030*
- Das Konzept der *Agenda 2030*
- Die Bedeutung von Bildung bei der Umsetzung der *Agenda 2030*

© Der/die Herausgeber bzw. der/die Autor(en), exklusiv lizenziert durch Springer-Verlag GmbH, DE, ein Teil von Springer Nature 2022
H. Herwald, *Agenda 2030 – Bildung,* essentials,
https://doi.org/10.1007/978-3-662-64845-2

Printed in the United States
by Baker & Taylor Publisher Services